Buryl Payne

Die Biomagnet Hausapotheke

Selbstheilung mit Magneten
Praktische Anleitungen
für die häufigsten Beschwerden

WINDPFERD

Haftungsausschluss
Die in diesem Buch beschriebenen Methoden sollen ärztlichen Rat und medizinische Behandlung nicht ersetzen. Magnetkräfte helfen dem Körper, sich selbst zu heilen – sie heilen also keine Krankheiten.
Setzen Sie kein Medikament ab, und informieren Sie Ihren Arzt über Ihre Absicht, Magnete anzuwenden, und über jede Veränderung Ihres Zustandes.
Richtig angewandt ist die Magnettherapie mit anderen konventionellen oder alternativen Therapien vereinbar. Wenn Sie ernsthaft krank sind, sollten Sie aber unbedingt einen Arzt konsultieren.

Titel der Originalausgabe: *Magnetic Healing*
Erschienen bei: Lotus Press, Twin Lakes

1. Auflage 2002

Aus dem Amerikanischen übersetzt von Martin Rometsch

Lektorat: Karin Brunke
Umschlaggestaltung: Kuhn Grafik, Digitales Design, Zürich
Zeichnungen: Daniel Muschalik, Seite 53 und 54

Gesamtherstellung: Schneelöwe, Aitrang
ISBN 3-89385-384-7

Printed in Germany

Widmung

Für Richard und Mary Broeringmeyer,
die Pioniere der Magnetdiagnostik für
Drüsen, Organe und Verletzungen.
Mit ihrer Arbeit haben sie dazu beigetragen,
aus einer obskuren Kunst eine wissenschaftlich begründete
Magnettherapie zu machen.

Inhaltsverzeichnis

KAPITEL 5

KAPITEL 6

Vorwort

Die Magnettherapie ist eine der ältesten medizinischen Methoden und zugleich eine der jüngsten. Wir haben erst begonnen, diese erstaunliche Therapie zu erforschen; aber die Ergebnisse sind bereits eindrucksvoll.

Es hört sich unglaubhaft an, dass etwas so Einfaches wie ein Magnet innerhalb von Minuten oder Stunden Kopfschmerzen oder Zahnschmerzen lindern kann; dennoch ist es wahr. Wahrscheinlich wurden Magnete schon bei jeder Krankheit ausprobiert. Eine korrekte Magnettherapie hilft bei etwa vier von fünf alltäglichen Beschwerden. Das können nur wenige Verfahren der westlichen Schulmedizin von sich behaupten!

Die Magnettherapie hilft dem Körper, einen steifen Hals, Kopfschmerzen, prämenstruelle Krämpfe, Rückenbeschwerden und ungefähr dreißig andere verbreitete und ernste Beschwerden zu heilen. Um diese Therapie anwenden zu können, brauchen Sie einige grundlegende Informationen, und wenn Sie schwer krank sind, sollten Sie wissen, wie Sie sämtliche Drüsen und Organe mit Magneten diagnostizieren und behandeln, ausführlich beschrieben in Kapitel 4.

Obwohl die Magnettherapie manchmal Wunder wirkt, ist sie kein Allheilmittel und keine Magie. Sie gibt eher einen Anstoß zur Heilung, jedoch nur, wenn Sie sich richtig ernähren und ausreichend bewegen.

Magnetische Kräfte ändern unter anderem den Spin (den Drehimpuls) mancher Protonen, jener winzigen Teilchen, aus denen der Atomkern besteht. Vielleicht ist das der Grund dafür, dass sie eine größere Zahl von Beschwerden lindern als viele Arzneimittel, die auf der gröberen molekularen Ebene Bakterien oder Viren bekämpfen oder ein chemisches Ungleichgewicht beseitigen.

Magnetkräfte helfen dem Körper, sich selbst zu heilen, indem sie seine Biochemie anregen und dadurch die natürliche Heilung fördern.

Viele Jahre lang galt die Magnetheilung als Teil der Volksmedizin; heute wird sie endlich als medizinische Therapie anerkannt. In Europa wurden etwa fünf Millionen Menschen mit pulsierenden Magnetkräften behandelt, und in Japan und Asien wurden über zehn Millionen magnetische Halsbänder verkauft. Die japanische Gesundheitsbehörde hat Geräte für die Magnettherapie zugelassen, und man schätzt, dass zehn Prozent der Japaner sie in der einen oder anderen Form benutzen.

In medizinischen Zeitschriften wurden viele solide Studien veröffentlicht, die den therapeutischen Wert des Magnetismus eindeutig bestätigen. Heute befassen sich Zeitschriften und internationale Kongresse mit Studien, die biologische Wirkungen von Magnetkräften erforschen. Einige dieser Zeitschriften sind: *Newsletter of the BioElectro-Magnetics Institute*, *The International Society for the Study of Subtle Energies and Energy Medicine*, *Bioenergy Newsletter*, *The Journal of Psychoenergetics* und *Bioelectromagnetics*. Eine internationale Konferenz über Magnetheilung fand 1992 in Madras, Indien, statt, unterstützt vom Institut für Magnetbiologie und vom *Journal of Electromagnetic Therapy*. Die bioelektromagnetische Gesellschaft veranstaltet jedes Jahr einen Kongress, auf dem Studien über Magnettherapie und verwandte Themen vorgestellt werden. Keine dieser Zeitschriften widmet sich ausschließlich der Magnetheilung; aber die Artikel zu diesem Thema überwiegen. Im Januar 1998 wurde in Los Angeles die dritte Konferenz der Magnettherapeuten abgehalten. Eine eigene Zeitschrift und jährliche Treffen sind geplant.

Wissenschaftliche Studien über Magnetheilung sind derzeit in Privatkliniken und Universitäten der ganzen Welt im Gange. Die größte Firma, die Geräte zur Erzeugung pulsierender Magnetkräfte herstellt, hat einen Jahresumsatz von über fünfzig Millionen Euro. Populäre Zeitschriften wie das *East West Journal* drucken gelegentlich Artikel über Magnetismus und Heilung ab, und auf Messen und Ausstellungen werden Geräte für die Magnettherapie vorgestellt. Magnetische Halsbänder und Rückenpflaster sind beliebt. Die Öffentlichkeit wird zunehmend aufmerksam.

Wir stehen heute an der Schwelle einer neuen und doch uralten Wissenschaft, die unsere Gesundheitsfürsorge wahrscheinlich in wenigen Jahrzehnten umkrempeln wird.

Aber Forscher in Labors können nicht alles tun. Sie, die Leserin oder der Leser, spielen eine wichtige Rolle, denn Sie können herausfinden, was bei Ihnen und Ihren Freunden wirkt. Dieses Buch will Ihnen helfen, dabei so effektiv und ökonomisch wie möglich vorzugehen. Die Magnettherapie entwickelt sich unaufhörlich. Wer weiß, was Sie entdecken werden?

Dr. phil. Buryl Payne
Santa Cruz, Kalifornien
September 1996

Danksagungen

Dieses Buch steht wie die meisten wissenschaftlichen Arbeiten nicht allein. Die Magnettherapie hat ein solides Fundament: die Forschungen von Wissenschaftlern, die ihr Leben dem Studium des irdischen Magnetfeldes widmen; die Bemühungen jener Ärzte, Chiropraktiker und Heiler, die trotz negativer Reaktionen ihrer Kollegen weiter arbeiten; die Arbeiten von Elektroingenieuren, Physikern und Technikern, die mächtige Magnete und Elektromagnete bauen; und die wenigen Menschen unter jenen Millionen, denen die Magnettherapie geholfen hat und die bereit waren, darüber zu reden oder zu schreiben.

KAPITEL 1

Einführung

Meine Geschichte

Ende der Siebzigerjahre hatte ich das Glück, einen Vortrag über Magnettherapie von Dr. Ralph Sierra, einem puertoricanischen Chiropraktiker und Elektroingenieur, zu hören. Damals leitete ich ein Zentrum für ganzheitliche Gesundheit in der Nähe von Boston und war neuen Methoden gegenüber sehr aufgeschlossen. Dr. Sierra fand meine Arbeiten über Biofeedback, Bioenergetik, Hypnose und einige andere Heilverfahren sehr interessant und lud mich ein, ihn in seinem Labor in Puerto Rico zu besuchen, um mit ihm zu forschen. Das tat ich mehrere Jahre lang einmal im Jahr, bis Dr. Sierra verstarb und einige seiner Geheimnisse mit ins Grab nahm.

Ich setzte meine Studien über Magnetismus und Heilung fort. In den folgenden Jahren arbeitete ich dann an der Entwicklung eines Gerätes zur Erzeugung von pulsierenden Magnetkräften. 1982 ging ich an einem Wochenende Schifahren und verdrehte mir das Knie. Trotzdem machte ich weiter und fuhr danach vier Stunden lang nach Hause. Am nächsten Morgen schmerzte das Knie stark. Ich wollte spazieren gehen; doch schon an der Haustür krümmte ich mich vor Schmerzen auf dem Boden. Jetzt fielen mir die magnetischen Hilfsmittel ein. Nach einer Behandlung von dreißig Minuten waren die Schmerzen um etwa neunzig Prozent schwächer! Ich war skeptisch, denn als Hypnotherapeut wusste ich, dass der Geist über enorme Heilkräfte verfügt. Vielleicht hatte mich nur mein Glaube geheilt. Dennoch war ich froh über die Linderung und verbrachte einen angenehmen und schmerzfreien Tag. Am nächsten Morgen kehrten die Schmerzen zurück, wenn auch schwächer als zuvor. Wieder behandelte ich mich eine halbe Stunde lang, und die Schmerzen verschwanden und kamen nicht mehr zurück. Am Wochenende ging ich wieder Schifahren.

Vor dem Unfall stützte ich mich bezüglich der Magnetheilung nur auf die Erfahrungen anderer. Diese waren zwar positiv, aber ich probiere Therapien gerne selbst aus. Die Erfahrung mit meiner Knieverletzung und deren schnellen Besserung ermutigte mich zu weiteren Forschungen.

Einige Jahre später leitete ich in Washington ein Workshop über Magnettherapie. Ich war Gast eines Teilnehmers. Seine Frau hatte in beiden Füßen schmerzhafte Arthritis. Ich behandelte sie zwanzig Minuten, und sie fühlte sich ein wenig besser. Vor dem Schlafengehen wiederholte ich die Magnetbehandlung fünfzehn Minuten lang.

Am nächsten Morgen berichtete sie strahlend, der behandelte Fuß habe nicht mehr weh getan, als sie aufgewacht sei. Normalerweise waren die Schmerzen zu diesem Zeitpunkt am stärksten. Ihre Skepsis war wie weggefegt, und sie begann auch den anderen Fuß und andere arthritische Stellen zu behandeln.

1986 traf ich Dr. Mary und Dr. Richard Broeringmeyer, die als Chiropraktiker seit vielen Jahren mit Magnettherapie arbeiteten. Sie brachten mir eine Magnetdiagnose bei, die sie mit Walter Rawls, einem Pionier der Magnettherapie, entwickelt hatten.

Obwohl die Broeringmeyers vor allem mit Permanentmagneten arbeiteten, ist ihre Methode ebenso wirksam, wenn pulsierende Magnetkräfte angewendet werden. Den beiden ist es zu verdanken, dass die Magnettherapie zu einem Heilverfahren wurde, das jeder erlernen und anwenden kann. In diesem Buch beschreibe ich einen großen Teil dieser Methoden. Sie haben mit der Biomaget-Heilung, unabhängig davon wo Sie sich gerade befinden, immer ein wirksames Mittel zur Hand, ihren Körper zur Selbstheilung anzuregen oder um erste Hilfe bei Schmerzen zu leisten

Die Magnettherapie ist sehr leicht anzuwenden, sie ist wirksam und benötigt nur wenig finanziellen Aufwand.

Wenn die Biomagnet-Heilung bei Ihnen ebenso gut wirkt wie bei mir, werden Sie damit sehr zufrieden sein.

KAPITEL 2

Eine kurze Geschichte der Magnetheilung

Die Magnettherapie ist mindestens so alt wie die ältesten erhaltenen Aufzeichnungen. Die ägyptischen Adligen trugen magnetischen Schmuck, um jung und schön zu bleiben (diese Wirkung der Magnete wurde erst vor kurzem wieder entdeckt). Viele tausend Jahre davor benutzte ein afrikanischer Stamm magnetische Erze bei der Zubereitung von Speisen. Heute wissen wir, dass Magnetkräfte den Geschmack mancher Speisen verändern.

In China wird die Magnettherapie seit über zweitausend Jahren angewandt, wie Minda Hsu und Chikuo Fong, zwei moderne Experten für Biomagnetismus, herausgefunden haben. Das älteste bekannte Medizinbuch, das *Buch der inneren Medizin des Gelben Kaisers*, wurde um 2000 v. Chr. geschrieben und erwähnt natürliche Magnete, die auf Akupunkturpunkte gelegt wurden. Hsu und Fong fanden auch einen Bericht über Kranke, die magnetisches Erz aßen, um doppelseitige Lähmung, Rheuma und Arthritis zu lindern. Im Osten wird die Magnettherapie in vielen Formen bis zum heutigen Tag angewandt. Heute legt man winzige magnetische Perlen auf die Akupunkturpunkte.

Im Westen schrieb Aristoteles im Jahr 300 v. Chr. über die Heilkraft der Magnete, und 100 n. Chr. empfahl der griechische Arzt Plinius der Jüngere, Augenkrankheiten mit Magneten zu behandeln. Galen, ein römischer Arzt des dritten Jahrhunderts, beobachtete, dass Magnete Verstopfung lindern. Das konnte ich oft bei Freunden bestätigen, die einen Magneten einige Minuten lang auf den Bauch legten.

Im Jahr 400 schrieb ein unbekannter französischer Arzt über magnetische Halsbänder. Ein kürzlich entdecktes Dokument erwähnt einen chinesischen Arzt, der Wunden mit magnetischem Pulver behandelte, um Schmerzen zu lindern und die Heilung zu beschleunigen.

Der Arzt Paracelsus war anscheinend der erste, der 1530 die beiden Pole eines Magneten für verschiedene Zwecke benutzte; aber diese wichtige Beobachtung geriet offenbar bis zum vorigen Jahrhundert in Vergessenheit.

Im Jahr 1600 schrieb William Gilbert, ein englischer Wissenschaftler und Leibarzt der Königin Elisabeth, ein umfangreiches Buch mit dem Titel *De Magnete* und regte damit das Interesse am Magnetismus für Heilzwecke stark an.

1777 beauftragten die Direktoren der königlichen medizinischen Gesellschaft in Frankreich zwei Experten, die therapeutische Wirkung von Magneten zu erforschen. Nach sorgfältigen Studien bestätigten die Wissenschaftler den Wert der Magnettherapie. Einige Jahre später verdammten die neuen Direktoren jedoch den berühmten österreichischen Arzt und Hypnotiseur Mesmer, der in seinen frühen Experimenten Magnete benutzte, um Menschen leichter hypnotisieren zu können. Da seine äußerst wertvolle Arbeit in Misskredit geriet, verließ Mesmer Paris. Sechs Jahre danach bestätigten wiederum neue Direktoren der königlichen Gesellschaft, dass Magnete Krankheiten lindern können.

Anfang des 19. Jahrhunderts wurde einem Baron von Reichenbach die Zulassung als Arzt entzogen, weil er Magnete benutzte. Wie Mesmer war er einer der ersten, die feststellten, dass kranke Menschen bunte Funken oder Strahlen an den Polen eines Magneten sehen können, diese Fähigkeit aber verlieren, wenn sie gesund werden.

In diesen Jahrhunderten entwickelten sich das vernünftige Denken und die wissenschaftliche Methodik. Das finstere Mittelalter war vorbei. Nur was man beobachten, messen und mathematisch beschreiben konnte, wurde akzeptiert; alles andere galt als Aberglaube, zumindest als unwissenschaftlich. „Was man nicht sehen und messen kann, existiert nicht", war das Motto jener Zeit. Da niemand erklären konnte, wie Magnete dem Körper halfen, gesund zu werden, musste man sie als therapeutische Mittel ablehnen. Außerdem war die Magnettherapie gar zu einfach!

Trotz aller Versuche, die Magnettherapie zu verbieten oder lächerlich zu machen, wird sie bis heute angewandt – weil sie wirkt. Immer mehr Menschen entdecken diese einfache, natürliche Heilweise neu, und es sind heute sehr starke Magnete verfügbar.

Um 1880 verkaufte Dr. C. J. Thacher in Chicago Kleider, in die Hunderte von Magneten eingenäht waren. *Collier's Magazine* nannte ihn den „König der Magnet-Quacksalber". Thacher verkaufte Mützen, Mäntel, Einlegesohlen, Westen und Hosenträger. Sie waren zweifellos wirksam; aber da niemand wusste, warum, akzeptierte man sie nicht völlig. Etwa zur selben Zeit stellte die Frau eines Arztes magnetische Bettwäsche für Rheumatiker her.

Magnetheilung im 20. Jahrhundert

Im Jahr 1936 entdeckte Albert Davis erneut, dass die beiden Pole eines Magneten unterschiedliche biologische Wirkungen haben. Er machte Experimente mit Mäusen, Ratten und anderen Tieren sowie mit Samenkernen und Pflanzen. Seine Ergebnisse, über die er in mehreren Büchern berichtete, wurden von anderen Forschern wiederholt bestätigt. Sein wichtigster Befund lautete: Ein Pol regt lebende Organismen an, der andere beruhigt sie.

Damals beobachtete man auch, dass Arthritisbeschwerden nachließen, wenn Betroffene sich einige Monate am Südpol aufgehalten hatten. Zunächst nahm man an, die extreme Kälte sei daran schuld, und manche unglückliche Patienten mussten viel leiden, weil man ihre Hände und Füße mit Eis behandelte. Schließlich stellte sich der Magnetismus als wahre heilende Ursache heraus. Man stellte außerdem fest, dass Magnete nicht nur Arthritis lindern, sondern auch bei Verstauchungen und Knochenbrüchen nützlich sind. Sie verringern zudem die Narbenbildung und fördern die Heilung.

1948 linderten sowjetische Ärzte Amputationsschmerzen mit Magneten. In den Sechzigerjahren untersuchte das kanadische Landwirtschaftsministerium, ob Getreide leichter keimt, wenn man es Magnetkräften aussetzt.

In Japan wird die Wirkung von Magnetkräften intensiv erforscht. In den letzten zwanzig Jahren wurden zahlreiche Experimente durchgeführt, und heute bieten mehrere Firmen magnetische Produkte an, zum Beispiel Halsbänder, Armbänder und Matratzenauflagen. Man schätzt, dass zehn Prozent der Japaner magnetische Matratzenauflagen oder andere Produkte dieser Art benutzen. Das japanische Gesundheitsministerium hat die Magnettherapie anerkannt, und daraus hat sich eine Industrie entwickelt, deren Umsätze an zwanzigster Stelle stehen.

Magnetbehandlungen sind heute auf der ganzen Welt verbreitet. In Europa setzen manche Kurkliniken seit den Siebzigerjahren mit großem Erfolg pulsierende Magnetkräfte ein. Es gibt Zeitschriften, Organisationen und viele Workshops und Seminare.

Die USA hinken auf diesem Gebiet hinter anderen Ländern her; doch das Interesse und die Anwendungen nehmen zu. 1993 wurde eine staatliche Organisation gegründet, die alternative Therapien, einschließlich Magnettherapie, mit Forschungsgeldern unterstützt. Heute wenden auch schulmedizinisch orientierte Ärzte regelmäßig pulsierende Magnetkräfte an, um die Heilung von Knochenbrüchen zu beschleunigen. Magnetspulen werden manchmal in einen Gipsverband eingebettet, um eine Dauerbehandlung zu ermöglichen.

Sorgfältige Studien, bei denen leistungsfähige Mikroskope und andere ausgeklügelte Instrumente verwendet wurden, haben in den vergangenen fünfundzwanzig Jahren bestätigt, dass Magnetkräfte heilen können. Es gibt also keinen Zweifel mehr an ihrer Wirkung, und abträgliche Nebenwirkungen werden selten beobachtet.

Der schweizerische Arzt Marcus Weber berichtete 1972 von einer Studie, bei der 1712 Patienten mit Entzündungen, Gelenk- oder Organleiden, Knochenbrüchen, akuten Verletzungen und Kreislaufstörungen mit pulsierenden Magnetkräften behandelt wurden. Über sechzig Prozent der Ärzte bewerteten die Ergebnisse als gut oder sehr gut. Nebenwirkungen gab es nicht.

Obwohl die Schulmedizin Magnetkräfte bei Knochenbrüchen immer häufiger anwendet, lässt sie Permanentmagnete (Dauermagnete) in aller Regel links liegen, und konzentriert sich auf die Anwendung von pulsierenden Magnetkraftgeneratoren. Aber Permanentmagnete sind ebenfalls nützlich. Permanentmagnete wirken zwar nicht so schnell oder stark wie pulsierende Magnetkräfte, sind aber nicht so teuer und leicht erhältlich.

Die meisten Methoden, die ich in diesem Buch beschreibe, eignen sich sowohl für Permanentmagnete als auch für pulsierende Magnetkräfte. In den folgenden zwei Kapiteln erfahren Sie, welche Arten von Magneten es gibt und wie man sie anwendet.

KAPITEL 3

Was sind Magnete?

Eisenstücke, die andere Eisenteile verdrehen, anziehen oder abstoßen, nennen wir Magnete. Schon in alter Zeit kannte man Magnetit, also Magneteisenstein, der nach Norden zeigt, wenn man ihn an einem Faden aufhängt. Die Bebachtung, dass solche Steine einander anziehen oder abstoßen, verblüffte die Menschen Jahrhunderte lang, und selbst heute noch ist der Magnetismus den meisten ein Rätsel.

Das Wort „Magnet" tauchte im Westen vor etwa 2000 Jahren auf. Damals wurde in Magnesia, einer griechischen Gebirgsregion, der Magnetit neu entdeckt. Andere Kulturen kannten dieses Gestein längst unter anderen Namen. Der Begriff „Magnetismus" beschreibt ein Phänomen, das nicht ungewöhnlicher ist als viele andere alltägliche Vorgänge. Vielleicht kommen Magnete uns deshalb wundersam vor, weil wir die anziehende oder abstoßende Kraft unmittelbar spüren, wenn wir sie in den Händen halten. Diese unsichtbare Kraft hat die Menschen seit Urzeiten fasziniert und viele Vermutungen und Studien ausgelöst.

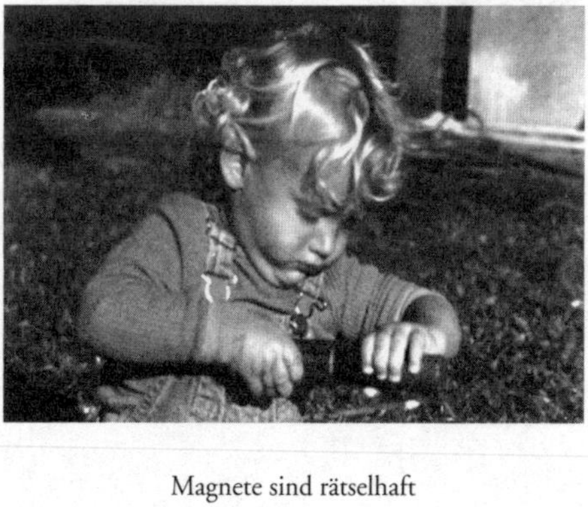

Magnete sind rätselhaft

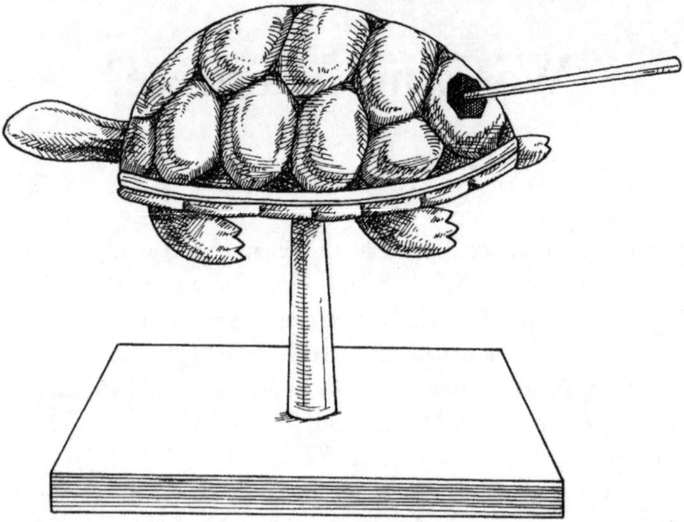

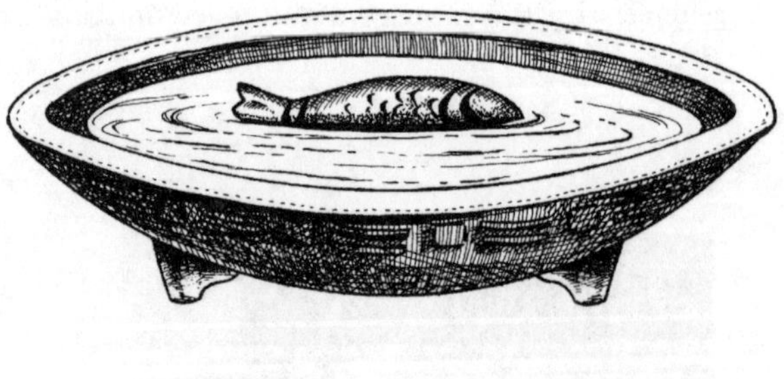

Alte chinesische Kompasse

Arten von Magneten

Natürliche Magnete

Natürliche Magnete bilden sich, wenn geschmolzene Lava, die Eisen oder Eisenoxid enthält, abkühlt und durch das Magnetfeld der Erde magnetisiert wird. Flüssige Lava ist nicht magnetisch; doch wenn sie abkühlt, richten sich die winzigen geschmolzenen Eisenpartikel nach dem Magnetfeld der Erde aus und bleiben in dieser Position, sobald die Lava erstarrt. Da die Vulkane zu unterschiedlichen Zeiten ausgebrochen sind, können wir Lava an verschiedenen Orten und zu verschiedenen Zeiten untersuchen und feststellen, ob der magnetische Nordpol seine Lage verändert hat. Man hat herausgefunden, dass die Magnetpole der Erde ihre Position um Hunderte von Kilometern verlagert und sich im Abstand von einigen hunderttausend Jahren sogar umgepolt haben.

Wie wurde die Erde zum Magneten? Niemand weiß es genau; aber man glaubt heute, dass das Magnetfeld der Erde hauptsächlich dadurch entsteht, dass geschmolzenes Eisen im Inneren des um sich selbst drehenden Planeten rotiert. Diese Drehungen sind offenbar die Voraussetzung für ein planetarisches Magnetfeld. Warum aber dreht sich die Erde? Diese Frage könnte irreführend sein; denn Rotation ist offenbar eine fundamentale Kraft im Universum, ebenso wie Schwerkraft und Elektrizität (siehe Kapitel 10).

Elektromagnete

Jahrtausende lang waren natürliche Magnete die einzigen verfügbaren Magnete. Man benutzte sie vor allem als Kompasse und nur gelegentlich zum Heilen. Magnete blieben ein Mysterium der Natur.

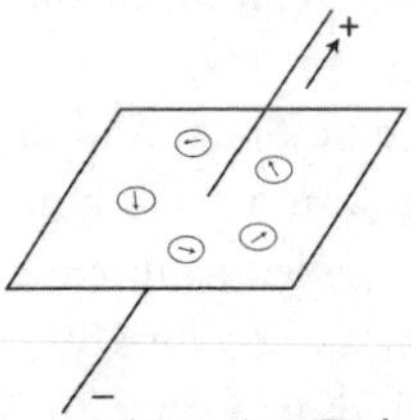

Fünf Kompasse umringen einen Draht und bilden ein kreisförmiges Kraftfeld

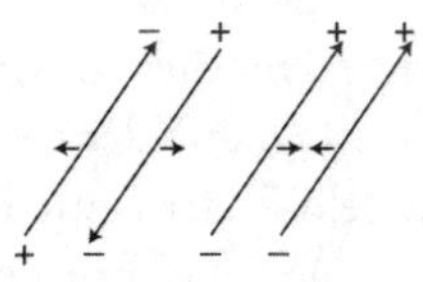

Magnetische Abstoßung und Anziehung zwischen zwei Drähten

Im 19. Jahrhundert nahm das Verständnis zu, und man entwickelte Batterien. Am 20. März 1800 entdeckte Alessandro Volta, wie man mit Kupfer- und Zinkscheiben, die in einer schwach sauren Lösung durch ein feuchtes Tuch getrennt sind, eine Batterie mit ständig fließendem Strom herstellen kann. Das kurbelte die Forschung über die Elektrizität mächtig an, und im Jahr 1819 entdeckte der dänische Wissenschaftler Hans Oersted einen Zusammenhang zwischen dem elektrischen Strom und dem Magnetismus. Er legte Draht, der unter Strom stand, auf einen Kompass, und dessen Nadel drehte sich so, dass sie mit dem Draht einen rechten Winkel bildete. Legte man den Draht unter den Kompass, drehte die Nadel sich in die entgegengesetzte Richtung. Diese grundlegende Erkenntnis führte bald zu neuen Entdeckungen.

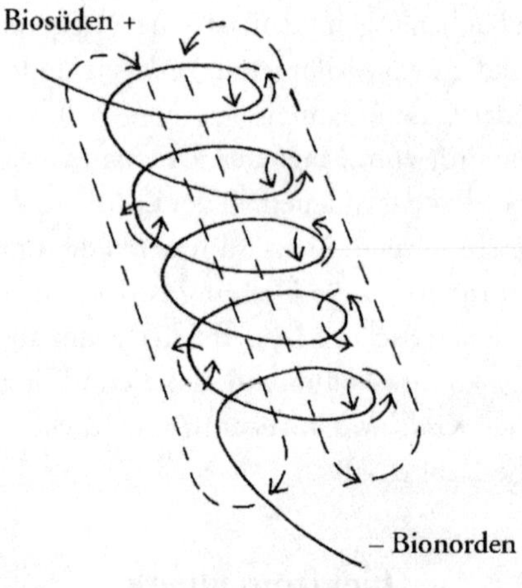

Eine gegen den Uhrzeigersinn gewickelte Spule, von oben betrachtet

Oerstedt fand heraus, dass zwei unter Strom stehende und nebeneinander liegende Drähte einander anziehen, wenn der Strom in die gleiche Richtung fließt, sich jedoch abstoßen, wenn die Ströme eine unterschiedliche Richtung haben.

Andere Forscher formten aus Draht eine Spule und entdeckten, dass die Magnetfelder eines Abschnitts zusammen ein konzentriertes Magnetfeld in der Mitte bildeten. Diese Spulen nannte man *Elektromagnete*. Der elektromagnetischen Spule, die erst vor 180 Jahren entdeckt wurde, folgten der Elektromotor und der Generator – Maschinen, die unsere Kühlschränke, Waschmaschinen, Elektroautos, medizinische Apparate und Tausende von anderen Geräten möglich gemacht haben.

Kaum waren elektromagnetische Spulen bekannt, wurden in rascher Folge neue Entdeckungen gemacht. Ein unbekanntes Genie fand heraus, dass die Magnetkraft im Inneren einer Spule noch stärker wird, wenn man ein Stück Eisen in die Spule legt. Dieses Eisen blieb selbst noch eine Weile magnetisch, nachdem der Strom in der Spule abgeschaltet worden war. Jetzt konnte man künstliche Magnete herstellen und brauchte keinen natürlichen Magnetit mehr in Lavafeldern zu suchen.

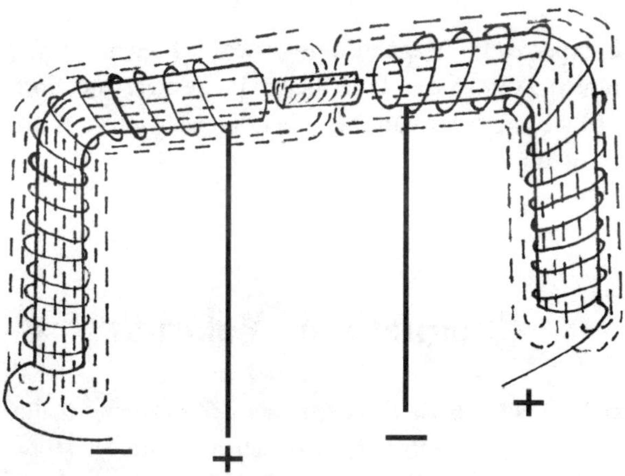

Eine Eisenlegierung wird magnetisiert

Permanentmagnete – erzeugt von Elektromagneten

Magnete sind Legierungen aus verschiedenen Metallen in feinem Eisenpulver. Man erhitzt die Mischung bis zum Schmelzpunkt und gießt sie in Formen. Die Legierung wird zunächst im geschmolzenen Zustand magnetisch, verliert jedoch ihren Magnetismus beim Erstarren und muss bei Zimmertemperatur erneut magnetisiert werden.

Solche Magnete sind fünfzehn- bis dreißigmal stärker als Magnetit. Man kann heute Magnete herstellen, die stärker sind als Elektromagnete mit dem gleichen Gewicht, selbst wenn letztere unter starkem Strom stehen.

Inzwischen enthalten alle künstlichen Magnete hauptsächlich Eisen, das mit seinen 26 Elektronen bei weitem das magnetischste Element ist. Eisen ist einzigartig: Es nimmt einen zentralen Platz im Periodensystem der Elemente ein, es ist die Grundlage unserer Metalltechnik, und es ist für Organismen lebenswichtig. Eisen ist im Hämoglobin enthalten, das Sauerstoff von den Lungen in jede Körperzelle befördert. Außerdem ist Eisen das schwerste Element, das in der Sonne produziert wird. Einige Elektronen dieses Atoms können ihren Spin ändern; sie richten sich nach einem Magnetfeld aus. Wenn das mit einer ausreichenden Zahl von Elektronen geschieht, nimmt das Eisen oder die Eisenlegierung eine Eigenschaft an, die wir Magnetismus nennen.

Selbst Experten für Magnetismus wissen nicht genau, was dabei im Eisen vorgeht. Wenn Sie an Einzelheiten interessiert sind, finden Sie in Kapitel 10 weitere Informationen über den Magnetismus und seinen Zusammenhang mit dem Spin.

Magnetische Polarität

Eine der faszinierendsten Eigenschaften der Magnete ist ihre Fähigkeit, einander abzustoßen oder anzuziehen. Wenn Sie schon einmal mit Magneten gespielt haben, wissen Sie, dass ein Ende eines Stabmagneten von einem Ende eines ähnlichen Magneten abgestoßen und vom anderen Ende angezogen wird.

Beachten Sie bitte, dass ich unter „Polarität" die Richtung der Magnetkraft verstehe, nicht eine besondere Art von Energie oder ein mysteriöses Kraftfeld.

Früher glaubten die Menschen, der Magnetismus habe zwei Aspekte, Polaritäten genannt. Ein Magnet hatte einen Nordpol und einen Südpol. Es entstand der irrige Eindruck, Magnetpole seien unterschiedliche Dinge oder Attribute eines magnetisierten Objektes. Demnach wären also auch Monopole möglich gewesen. Aber die Polarität ist nur eine Bezeichnung für die Richtung einer Magnetkraft. Es gibt keinen Wesensunterschied zwischen den Polen, weil es im Grunde gar keine

Pole gibt – nur Richtungen einer Magnetkraft, wie die Abbildung auf Seite 31 es zeigt. Wenn Ihnen das seltsam vorkommt, lesen Sie weiter. Näheres dazu erfahren Sie in Kapitel 10.

Terminologie der Pole

Die beiden Pole werden meist *Südpol* und *Nordpol* genannt, aber auch *positiv* und *negativ*. Das ist verwirrend, weil diese beiden Adjektive seit langem in der Elektrik benutzt werden. Außerdem hört sich das so an, als sei Magnetismus dasselbe wie Elektrizität – als würden zwischen den Polen magnetische Ströme fließen wie die Elektronen zwischen Elektroden. Die Begriffe „positiv" und „negativ" lassen uns zudem an „gut" und „schlecht" denken. Darum schlage ich vor, sie nicht mehr zu verwenden. Auf den Ausdruck „Magnetpol" sollten wir am besten auch verzichten; aber er hat sich bereits zu sehr eingebürgert.

Die Bezeichnungen für die Pole sind willkürlich. Wir könnten sie ebenso gut yin und yang, schwarz und weiß oder süß und sauer nennen. Letzteres wäre sogar nützlich, weil Obst unter dem Einfluss des einen Pols süß und unter dem Einfluss des anderen Pols sauer wird.

Nordpol und Südpol

Albert Davis, den ich bereits in Kapitel 2 erwähnt habe und der entdeckte, dass die Pole (die Richtungen der Magnetkraft) unterschiedliche biologische Wirkungen haben, nannte die Pole, die Pflanzenwuchs, Wundheilung und Gärung anregen, *Südpole*. Der *Nordpol* hemmt dagegen Entzündungen und andere biologische Vorgänge. Allerdings definierte Davis damit die Pole anders als die Industrie und die Wissenschaft, nämlich genau umgekehrt. Dieser Fehler löste große Verwirrung aus. Der *Nordpol* eines Magneten ist definiert als die Seite, die zum Nordpol der Erde zeigt, wenn man den Magneten an einem Faden aufhängt.

Die Spitze einer Kompassnadel zeigt gewöhnlich zum Nordpol der Erde und zum Bionorden eines Magneten.

Leider ist es heute zu spät, diesen Fehler zu korrigieren. Die biologische Terminologie wird langsam bekannter als die traditionelle physikalische. Darum verwende ich in diesem Buch die Begriffe *Bionorden* und *Biosüden* als Kurzformen für den biologischen Norden und Süden von Davis.

Das ist in der Praxis leicht anzuwenden. Legen Sie einen Kompass neben einen Magneten, dessen Polarität Sie nicht kennen. Die Seite oder der Pol des Magneten, der das Ende der Kompassnadel anzieht, ist der **Bionordpol**. Mit anderen Worten: Der Magnet wirkt wie eine kleine Erde, deren Nordpol *Bionorden* heißt.

Magnete mit Markierungen

Ich kennzeichne alle Magnete, die ich zum Heilen benutze, mit Farben, bzw. mit (+) und (–)-Pol und rate Ihnen, das gleiche zu tun, unabhängig von der Terminologie, die Sie verwenden. Dadurch sparen Sie viel Zeit. Wenn ich in meinem Labor oder in meiner Praxis einen Magneten in die Hand nehme, brauche ich nicht lange über Bionorden und Biosüden nachzudenken. Ich werfe einfach einen Blick auf die Markierung und benutze den Magneten dementsprechend.

Der stimulierende Südpol ist meist mit (+) oder rot, der beruhigende Nordpol mit (–) oder blau (manchmal auch weiß oder grün) gekennzeichnet.

Wenn Sie mit gewöhnlichen Magneten arbeiten wollen, können Sie den Biosüden mit rotem Nagellack und den Bionorden mit blauem Nagellack markieren. Natürlich können Sie den Magneten auch mit buntem Plastik überziehen; sie fühlen sich dann auf der Haut sanfter an und bleiben heil, wenn sie zusammenstoßen.

Häufige Begriffsverwirrungen

Manche Leute behaupten, die Magnetkraft an einem Pol habe einen Spin im Uhrzeigersinn und das Feld am anderen Pol habe einen Spin entgegen dem Uhrzeigesinn. Das ist falsch. Wenn Sie daran denken, wie man Magnete herstellt, erkennen Sie, dass das Feld eines Magneten entweder zum Zentrum hin oder vom Zentrum weg verläuft.

Die Magnetkraft eines Stabmagneten verläuft weder im Uhrzeigersinn noch gegen den Uhrzeigersinn, sondern sie zeigt entweder zum

Ende des Stabes oder „fließt" aus dem Ende heraus. Diese beiden Zustände ändern sich unaufhörlich.

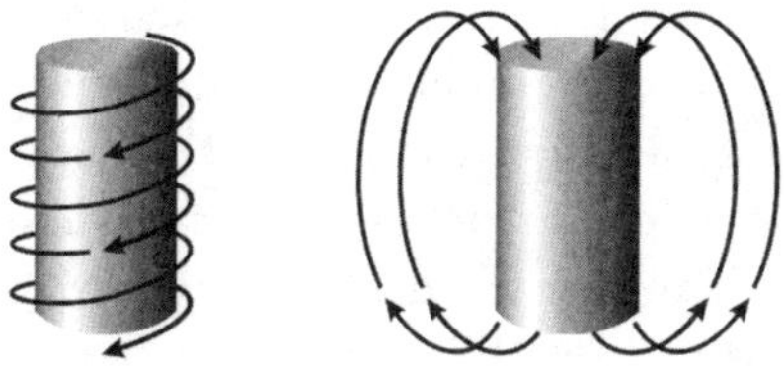

Magnetkräfte ändern ihre Richtung

In populären Darstellungen des Magnetismus werden verschiedene Begriffe verwendet, oft falsch oder irreführend. Der Autor eines Artikels benutzt beispielsweise die Begriffe Magnetkraft, Magnetenergie, Magnetwellen, Magnetismus, polarer magnetischer Strom, Magnetstromkreis und Magnetfeld auf nur vier Seiten! Wer diesen Artikel liest, muss verwirrt sein – vermutlich so wie der Verfasser selbst. Ich empfehle, nur den Begriff *Magnetkraft* zu verwenden.

Magnetismus ist keine Energie, und es gibt keine magnetischen Ströme oder Wellen zwischen dem Nord- und Südpol eines Permanentmagneten.

Der Begriff Magnetfeld bezeichnet meist das Gebiet im Umkreis eines Permanentmagneten oder eines stromführenden Drahtes. Dieser Begriff ist jedoch abstrakt, und ich ziehe daher den Begriff *Magnetkraft* vor, wenn ich von der Richtung spreche, und den Begriff *Magnetstärke*, wenn das Ausmaß dieser Kraft gemeint ist. Das Glossar am Ende des Buches hilft Ihnen bei der Deutung dieser Begriffe.

Über physikalische Befunde, die nahe legen, dass Magnetkräfte eine spezielle Form des Spins sind, berichte ich in Kapitel 10.

Die Magnetstärke

Die Magnetstärke ist für Heilzwecke weniger wichtig als die richtige Polarität; aber manchmal ist auch sie von Bedeutung. Wir brauchen vielleicht einen starken Magneten, um einen dicken Verband zu durchdringen, einen großen, aber schwachen Magneten, um einen kranken

Muskel zu behandeln, und einen kleinen, aber starken Magneten, um Zahnschmerzen zu lindern. Wie können wir die Stärke eines Magneten messen?

Ein Magnet übt eine ziehende und drehende Kraft auf die Elektronen von Eisenatomen aus. Da die Elektronen im Atom gebunden sind, können sie nicht heraushüpfen, und deshalb bewegt sich das ganze Eisenstück zum Magneten hin. Die Kraft der Anziehung wird in *Gauß* gemessen (nach dem Mathematiker und Physiker Karl Friedrich Gauß). Wenn wir von der Stärke eines Magneten sprechen, meinen wir meist die Anziehungskraft an seiner Oberfläche. Aber magnetische Kräfte wirken nicht nur auf die Eisenatome im Körper ein (siehe Kapitel 11).

Die Grenzen des Begriffs „Gauß"

Wenn wir uns von einem Magneten entfernen, nimmt seine Kraft mit dem Quadrat der Entfernung ab. Das heißt, die Stärke variiert nach der Formel $F = 1/r^2$, wobei F die Stärke und r die Entfernung vom Magneten ist. Wenn also die Stärke in einer bestimmten Entfernung gleich 1 ist, dann beträgt sie in der doppelten Entfernung nur noch $^1/_4$ (siehe auch Glossar).

Schon in kurzer Entfernung von der Oberfläche eines Magneten ist die gemessene Stärke viel geringer. Selbst ein dicker Plastiküberzug oder ein Tuch schwächt den Magneten. Angenommen, wir haben einen erbsengroßen Magneten mit einer Stärke von 1000 Gauß an der Oberfläche und einen Magneten in der Größe eines Dominos mit einer Stärke von 300 Gauß an der Oberfläche. Wenn wir nur die Stärke messen, hat der große Magnet nur ein Drittel der Stärke des kleinen. Messen wir jedoch einige Zentimeter von der Oberfläche entfernt, sinkt die Kraft des kleinen Magneten vielleicht auf 50 Gauß, die des großen aber nur auf 100 Gauß.

Stellen Sie sich zwei Glühbirnen vor, von denen eine klein und hell, die andere groß und trüb ist. Wenn Sie der kleinen Birne nahe sind, ist ihr Licht heller; aber wenn Sie das ganze Zimmer beleuchten wollen, ist die große Birne nützlicher (auch die Lichtstärke nimmt mit dem Quadrat der Entfernung ab).

Um zwei Magnete zu vergleichen, ist es daher besser, ihre Stärke mit ihrem Gewicht zu multiplizieren (Gauß mal Gramm). Dadurch erhalten wir das Gauß-Gewicht. Ein Keramikmagnet in Dominogröße wiegt etwa 55 Gramm und ist an der Oberfläche 1000 Gauß stark. Sein Gauß-Gewicht beträgt somit 55 mal 1000 gleich 55 000. Ein 0,75 cm dicker superstarker Magnet mit 2,5 cm Durchmesser wiegt rund 30 g und hat an der Oberfläche eine Kraft von 2.000 Gauß. Sein Gauß-Gewicht ist also 2000 mal 30 gleich 60.000 – er ist stärker als der größere Magnet.

Die Bestimmung der Gauß-Kraft

Ein Gaußmeter ist sehr teuer. Zum Glück können wir die Kraft eines Magneten mit Hilfe eines anderen Magneten schätzen.

Legen Sie einen Kompass auf die Mitte eines Lineals, das auf der Ost-West-Achse liegt. Die Kompassnadel steht dann senkrecht auf dieser Achse. Legen Sie den Magneten mit bekannter Kraft an eine Seite des Kompasses, sodass er die Nadel leicht anzieht, und legen Sie dann den Magneten mit unbekannter Kraft an die andere Seite, jedoch mit umgekehrter Polarität, sodass die Kräfte sich ausgleichen. Das Verhältnis der Quadratwurzel der Entfernung gibt Ihnen nun einen Vergleich zwischen der Stärke beider Magneten.

Arten von Permanentmagneten

Die drei Haupttypen von künstlichen Magneten bestehen aus **Alnico**, **Ferrit** und **seltenen Erden.**

Diese Namen sind von den Elementen abgeleitet, die man dem Eisen hinzufügt, damit es länger magnetisch bleibt. Solche Elemente sind unter anderem Nickel, Barium, Bor, Kobalt, Samarium, Strontium und Neodym. Alnicomagnete sind zwar stärker als reines Eisen, aber wenn man sie nicht in einem Motor oder in einem anderen Gerät verwendet, muss man sie an einem Eisenschild, **Anker** genannt, befestigen, damit sie ihren Magnetismus nicht langsam verlieren.

Ferrit – eine gute Wahl

Magnete aus Barium- und Strontiumferrit heißen *Ferrit-* oder *Keramikmagnete,* weil sie hergestellt werden, indem man Pulver unter hohem

Druck (es sind viele Tonnen) und bei hoher Temperatur zu Würfeln presst. Die Würfel oder andere Formen können fasst jede Größe haben. Nach dem Pressen werden die Würfel bei starker Hitze gebrannt, so dass sie keramisch werden.

Ferrite haben etwas unterschiedliche Kräfte und werden nach Graden von 1 bis 8 eingeteilt. Die Grade 5 bis 8 sind stärker, weil man die Mischung vor dem Brennen einem starken Magnetfeld aussetzt, so dass die winzigen Teilchen sich drehen und nach dem äußeren Magnetfeld ausrichten. Die Magnetkraft der gepressten Substanz wird dann beim Brennen stärker.

Barium wird heute nicht mehr verwendet, weil es in einigen Formen giftig ist. Strontium ist etwas teurer, aber billiger als Kobalt. Die meisten Magnete bestehen aus Strontiumferriten. Sie sind am preiswertesten und eignen sich besonders gut für biologische Anwendungen, da man sie in unterschiedlichen Formen überall bekommt. Größere Magnete dieser Art sind ziemlich stark. Keramikmagnete sind brüchig wie Keramiktöpfe; sie zerbrechen, wenn man sie fallen lässt.

Man kann Strontiumferrite auch mit Vinyl kombinieren, um die gebräuchlichen Magnete herzustellen, mit denen man beispielsweise die Türen von Kühlschränken verschließt oder Papier an metallenen Oberflächen befestigt. In vielen Spielsachen sind sie ebenfalls enthalten. Sie sind nicht brüchig, aber recht schwach.

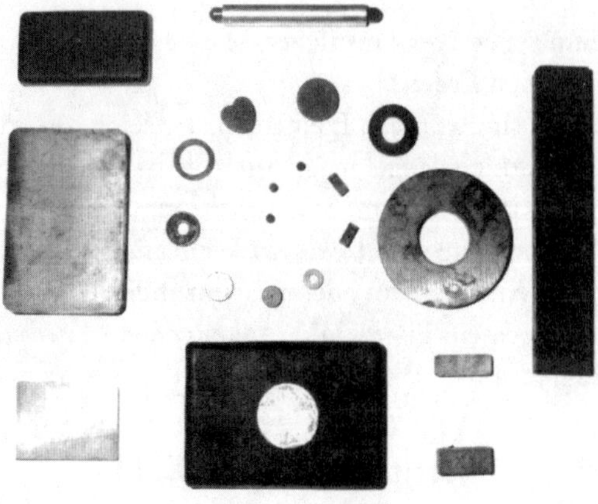

Einige typische Magnete

Magnete aus seltenen Erden – die stärksten

Samarium- oder Kobaltmagnete wurden früher für biologische Zwecke benutzt. Hier handelt es sich um ein Gemisch aus Elementen, nicht um eine chemische Verbindung. Diese Magnete sind fast so stark wie Neodym und ebenso teuer. Sie bleiben auch bei hoher Temperatur magnetisch.

Die besten modernen Magnete bestehen aus Neodym. Sie sind superstark und brauchen wie Keramikmagnete keinen Anker. Diese „Neos" zersetzen sich jedoch bei Temperaturen über 60 °C und sind teuer.

Im Gegensatz zu Magneten aus Bariumferrit sind größere Neodym- und Samarium-Kobalt-Magnete nicht stärker als kleine. Diese Magnete erreichen eine maximale Stärke, wenn sie nicht dicker als etwa 1 bis 1,3 cm sind. Sie sind oft scheiben- oder stabförmig mit einem Durchmesser von 1 bis 4 cm. Neodymmagnete gibt es in Graden zwischen 27 und 60, wobei die höheren Grade stärker sind.

Alle Magnete rosten, weil sie hauptsächlich aus Eisen bestehen. Man kann „Neos" aber auch umhüllt mit goldenem Überzug mit (+) bzw. (–)-Markierungen kaufen, was den Umgang mit ihnen sehr erleichtert.

Für die meisten in diesem Buch beschriebenen Methoden und Anwendungen eignen sich Permanentmagnete ebenso wie pulsierende Magnetkräfte. In den folgenden beiden Kapiteln gehe ich auf die Unterschiede zwischen den einzelnen Magnettypen ein und erläutere ihre Anwendung. Die folgende Tabelle beschreibt einige häufig benutzte Permanentmagnete.

Künstliche Magnete

Eisen	weiches Eisen	Der erste künstliche Magnettyp, viel stärker als Magnetit. Reines Eisen bleibt jedoch nicht sehr lange magnetisch, wenn man es erhitzt oder fallen lässt.
	Alnico	Der erste Magnettyp aus einer Legierung. Alnico besteht aus Nickel, Aluminium und Eisen. Es braucht einen „Anker" quer über den Polen, damit es magnetisch bleibt.

Ferrite (Keramik)	Barium-ferrit	Barium bildet mit Eisenatomen Bariumferrit, eine stärkere magnetische Verbindung als Alnico. Es braucht keinen Anker, und man kann es pulverisieren, schmelzen und in jede gewünschte Form gießen und dann magnetisieren. Magnete aus Bariumferrit werden in den USA seit 1954 hergestellt.
	Gummi-magnete	Biegsames Plastik wird mit Bariumferritpulver vermischt. Daraus entsteht eine Substanz, die ziemlich stark magnetisch ist und nicht bricht. Meist wird sie in Streifen magnetisiert, wobei die Polaritäten wechseln.
	Strontium-ferrit	Strontium verbindet sich mit Eisen zu einer magnetischen Substanz. Wie Barium kann man diese pulverisieren und in unterschiedliche Formen gießen.
Seltene Erden	Samarium-Kobalt	Samarium und Kobalt verbinden sich mit Eisen zu einer sehr stark magnetischen Substanz, die man ebenfalls gießen kann, jedoch nur in kleine Formen. Sie ist teuer.
	Neodym	Der jüngste und stärkste Magnettyp entsteht, wenn man die seltene Erde Neodym mit Eisen und ein wenig Bor verbindet. Die Kristalle in Neodymmagneten bestehen aus 56 Eisen-, 8 Neodym- und 4 Boratomen. Dieses Material kann man aber nur in kleine Formen gießen. Es ist teuer.

Magnetfelder im Vergleich

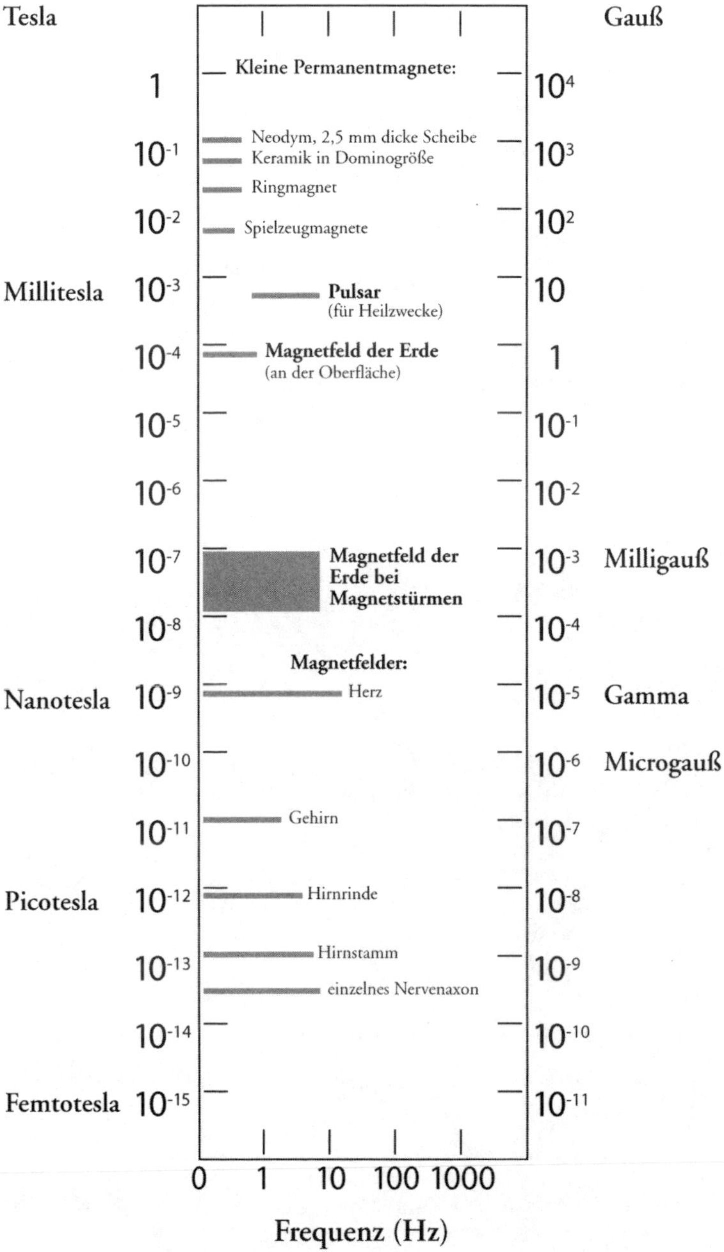

KAPITEL 4

Allgemeine Grundsätze der Magnetdiagnose und der Magnettherapie

Es ist sehr einfach, die Heilung mit Magneten anzuregen. Wenn Sie die Tipps in diesem Buch befolgen, können Sie Ihrem Körper schnell und leicht helfen, sich selbst zu heilen.

Wichtige Tipps

Der jeweilige Pol ist dem Körper *zugewandt*

- **Der Biosüdpol (+, rot) stimuliert und fördert die Heilung, das Wachstum und die Aktivität.**
- **Der Bionordpol (–, blau) beruhigt, lindert Entzündungen und fördert ebenfalls die Heilung.**

Diese Beobachtungen stützen sich auf Experimente vieler Forscher über viele Jahre hinweg. Sie sind nicht absolut, denn die Forschung geht weiter.

Die Grundregel

- **Setzen Sie eine Anwendung fort, wenn Sie sich dabei besser fühlen! Wenn sie nicht hilft oder Ihren Zustand verschlimmert, warten Sie am besten kurze Zeit und probieren dann die andere Polarität.**

Nur Sie können beurteilen, was Ihnen hilft. Wenn Sie Magnete anwenden und genau verfolgen, was geschieht, schärfen Sie Ihre inneren Sinne.

Fünf Warnungen

- **Behandeln Sie Tumore, Krebs oder Infektionen nie mit dem *Biosüdpol* (+, rot) an der erkrankten Stelle.**

Da der Biosüden das Wachstum fördert, kann er auch die Vermehrung von Bakterien, Viren und Krebszellen beschleunigen. Sie können aber die Durchblutung und den Thymus anregen, um die Keime oder Krebszellen zu vernichten. Gleichzeitig können Sie die Entzündung oder Infektion mit dem Bionorden lindern.

- **Behandeln Sie Schwangere nicht im Bereich der Gebärmutter.**

Wachsendes Gewebe reagiert auf Magnetfelder empfindlicher. Eine schädliche Wirkung ist allerdings sehr unwahrscheinlich.

- **Behandeln Sie Kranke mit Schrittmachern nicht im Brustbereich.**

Es ist zwar unwahrscheinlich, dass eine Magnetkraft den Schrittmacher stört, aber Sie sollten kein Risiko eingehen.

- **Brechen Sie die Behandlung mit Magneten ab, wenn der Zustand sich verschlechtert.**

- **Verwenden Sie starke Magnete nicht längere Zeit täglich am Kopf, am Hals, an Drüsen oder an Organen.**

Sehr wahrscheinlich richten Sie damit keinen Schaden an; aber Mäßigung ist klüger. Es könnte sein, dass Sie ein Organ zu sehr anregen und das endokrine System aus dem Gleichgewicht bringen. Zum Glück ist der Körper so ausgewogen, dass eine Überstimulierung mit Magneten in der Regel nicht schadet. Wenn das endokrine System ein Gleichgewicht erreicht hat, behält es dieses meist bei.

Der richtige Magnetpol

Viele Menschen wissen nicht, ob sie den Nordpol oder den Südpol verwenden sollen. Der Grund für diese Verwirrung ist mangelndes Verständnis des Magnetismus. Es ist ein Irrtum zu glauben, die beiden Pole seien ihrem Wesen nach verschieden – es handelt sich nur um Begriffe, welche die Richtung der Magnetkraft beschreiben. Norden und Süden sind also nicht getrennt; denn die Magnetkraft ist kreisförmig und hat ebenso viele Richtungen wie ein Kompass Punkte hat. Die verschiedenen Richtungen beeinflussen jedoch die Biochemie unterschiedlich. Die Richtung, die wir Biosüden nennen, fördert das Wachstum von Pflanzen, gibt dem Wasser einen besseren Geschmack, macht Obst süßer und regt bei vielen Beschwerden die Heilung an. Der Bionorden hat nicht unbedingt die gegenteilige Wirkung. Auch er fördert zum Beispiel die Heilung bei zahlreichen Leiden und das Pflanzenwachstum. Die folgende Tabelle gibt zwar allgemeine Anhaltspunkte; aber Sie sollten daran denken, dass sie stark vereinfacht. Am besten verwenden Sie den Muskeltest (siehe unten), um herauszufinden, welche Richtung der Magnetkraft geeignet ist. Die meisten Permanentmagnete betonen nur die nördliche oder südliche Magnetkraft, ebenso wie die flache Spule eines pulsierenden Generators. In der Regel ist entweder der Norden oder der Süden wirksam, manchmal auch beide; aber es kann auch eine optimale Richtung der Magnetkraft geben – und diese Richtung kann sich sogar von Zeit zu Zeit ändern.

Manche Magnete sind bereits kodiert. (+) wird für den anregenden Biosüdpol benutzt, (–) für den Bionordpol. Testen Sie jeden neuen Magneten, damit Sie die Polarität kennen, bevor Sie ihn anwenden. Die Markierungen helfen Ihnen, sich zu merken, welchen Pol Sie für welchen Zweck verwenden sollten.

BIOLOGISCHE EIGENSCHAFTEN DER POLARITÄTEN

Biosüden (+)	**Bionorden (–)**
tonisiert	beruhigt, hemmt
stimuliert	verlangsamt, lindert
regt den Kreislauf an	dämpft Entzündungen
dehnt	schrumpft Tumore
	hilft bei akuten Krankheiten
Norden und Süden abwechselnd	
Hilfreich bei chronischen Beschwerden	

Es gibt Magnete in vielen Formen und Stärken, und manche sind für eine Therapie besser geeignet als andere. Hufeisenmagnete erzeugen kein gleichförmiges Kraftfeld und sind daher weniger nützlich.

Sie können Magnete in Geschäften kaufen, die Produkte für Bastler führen. Permanentmagnete kosten ein paar Euro, große Blockmagnete bis zu siebzig Euro. Für etwa hundert Euro können Sie einen ausreichenden Vorrat von Magneten für die Hausapotheke kaufen.

Bevor Sie die Magnete anwenden, müssen Sie alle eindeutig kennzeichnen. Die Polarität können Sie mit einem anderen Magneten oder mit einem Kompass bestimmen.

Bei manchen Magneten befinden sich Nord- und Südpol auf derselben Seite. Solche Multipolmagnete helfen nicht bei allen Verletzungen, sind aber bei vielen Beschwerden nützlich und haben den Vorteil, dass Sie sich nicht um die Polarität kümmern müssen. **Tumore sollten Sie aber nicht mit Multipolmagneten behandeln.**

> **Die Seite eines Magneten, welche die nach Norden zeigende Nadel eines Kompasses anzieht, wird mit einem (–) oder blau markiert und heißt Bionordpol.**

Was kann man behandeln?

Sie können alle Beschwerden mit Magneten behandeln – entweder es hilft, oder es hilft nicht. Schädliche Nebenwirkungen sind selten, außer bei Tumoren, Krebs und Infektionen. In diesen Fällen kann der Biosüdpol (+, rot) das Wachstum abnormer Zellen fördern. Behandeln Sie solche Krankheiten also nur mit dem Bionordpol (–, blau). Ist eine Entzündung abgeklungen, kann der Biosüdpol nützlich sein. Wann es soweit ist, finden Sie durch Magnetdiagnose heraus (siehe unten).

Die Magnettherapie wirkt offenbar nicht bei schweren Infektionen. Hier sind andere Verfahren angezeigt.

Ansonsten hilft die Magnettherapie bei etwa 80 Prozent der häufigsten Beschwerden. Die Heilung braucht jedoch Zeit. Ich empfehle zusätzliche Maßnahmen wie Ergänzungsmittel, Massage und Manipulationen, bei Bedarf auch Psychotherapie.

Wo behandelt man?

Ab besten behandelt man natürlich die Stelle, die verletzt, empfindlich oder verspannt ist. Bei allgemeinen Störungen, etwa Depressionen, Schwäche oder Angst, können Sie den Brustkorb oder die Wirbelsäule behandeln. Da Magnetfelder die meisten Substanzen durchdringen, können Sie starke und mäßig starke Magnete auf die Kleider legen.

Behandelt werden auch Drüsen und andere Organe, die bei einer Verletzung oder Krankheit eine Rolle spielen. Chinesische Ärzte haben festgestellt, dass zwischen vielen Krankheiten und den wichtigen Organen ein Zusammenhang besteht.

Akupunkturpunkte auf wichtigen Meridianen oder Reflexpunkte an den Füßen können Sie ebenfalls behandeln. Im Grunde ist jeder empfindliche Punkt an den Füßen oder am übrigen Körper für eine Behandlung geeignet. Die Akupunkteure Hannamann, Prince und Sierra haben über die magnetische Stimulierung von Akupunkturpunkten geschrieben. Sie haben offenbar nicht die Magnetdiagnose benutzt, um die geeignete Polarität für jeden Punkt, jede Drüse und jedes Organ zu ermitteln. Wenn man beide Methoden kombiniert, ist das Ergebnis wahrscheinlich noch besser.

Wie behandelt man?

Die meisten Beschwerden lassen sich auf einfache Weise mit Magneten behandeln. In der Regel ist eine Magnetdiagnose notwendig, um herauszufinden, welche Polarität geeignet ist, wo man behandeln muss und wie lange die Behandlung dauern soll.

Kopfschmerzen, Erkältungen, Halsschmerzen, Enge im Brustkorb, ein steifer Hals, Muskelschmerzen, Magenkrämpfe, prämenstruelle Symptome und viele andere kleinere und akute Beschwerden sprechen während des entzündlichen Stadiums meist gut auf den lindernden Bionorden (–, blau) an. Der rote Pol unterstützt den Körper während der Genesung. Die Behandlung ist erfolgversprechender, wenn sie beginnt, sobald die ersten Symptome auftreten.

Chronische Muskel- und Gelenkbeschwerden sprechen in der Regel gut auf den Biosüden (+, rot) an, weil er die Heilung fördert. Bei Schmerzen und Entzündungen verwende ich den Bionordpol, bis die Symptome abklingen, und danach den Biosüden, um die vollständige Heilung zu unterstützen. Chronisch entzündete Drüsen oder Organe brauchen entweder den Bionorden oder den Biosüden, je nachdem, ob eine Über- oder Unterfunktion besteht. Wenn Sie wissen, dass ein Organ erschlafft ist, behandeln Sie es mit dem Biosüdpol. Im Zweifel können Sie die richtige Polarität mit Hilfe der Magnetdiagnose ermitteln.

Wenn bestimmte Körperpartien verletzt, steif oder entzündet sind, behandeln Sie die betroffene Stelle mit einem Bionordpol oder mit einem Pulsar. Der Biosüdpol eignet sich für chronische Verletzungen und für die Genesungsphase nach Abklingen der Schmerzen und der Entzündung. Nutzen Sie auch hier die Magnetdiagnose.

Wenn Sie müde, deprimiert oder schwach sind, behandeln Sie den Brustkorb, die Kehle, die Augengegend oder die Stirn mit dem Biosüden. Vermeiden Sie aber eine zu starke Stimulation.

Behandeln Sie den Kopfbereich nicht länger als 15 Minuten mit dem Biosüden (+) eines starken Magneten. Andernfalls müssen Sie mit leichten Kopfschmerzen rechnen.

Manchmal ist die schmerzende Stelle nicht die kranke. Kopfschmerzen können beispielsweise mit Leberstörungen zusammenhängen. Wenn sie nicht innerhalb von wenigen Minuten nachlassen, sollten Sie die Leber mit der Magnetdiagnose überprüfen. Wenn eine Schulter schmerzt, testen Sie den Nacken.

Sie können manche Kopfschmerzen auch lindern, indem Sie die Innenseite beider Arme, etwa fünf Zentimeter oberhalb des Handgelenks, behandeln. Dort befindet sich ein wichtiger Akupunkturpunkt.

Mit Magneten können Sie mehrere Krankheiten gleichzeitig behandeln, zum Beispiel Beschwerden der Bauchspeicheldrüse, der Leber und des Rachens sowie eine Halsentzündung. Unangenehme Nebenwirkungen sind selten.

Bei allgemeinen Störungen – etwa Bluthochdruck, Arthritis oder Müdigkeit – können eine magnetische Matratzenauflage, magnetischer Schmuck oder magnetische Schuheinlagen helfen.

Bei den meisten Krankheiten sind die endokrinen Drüsen gestört. Wenn der Körper nicht mehr zu einem Ausgleich imstande ist, kann die Krankheit viel länger dauern. Die Diagnose und Therapie mit

Magneten ist einfach, ungefährlich und sehr wirksam. Ich habe selbst erlebt, wie schwache und akut kranke Menschen bei täglicher Behandlung innerhalb von Stunden und chronisch Kranke innerhalb von Tagen wieder zu Kräften kamen.

Wechseln Sie den Pol, wenn die Schmerzen stärker werden

Wenn leichte Beschwerden während einer Behandlung innerhalb von fünf bis fünfzehn Minuten schlimmer werden, sollten Sie die Polarität wechseln. Falls die Symptome sich bei jeder Polarität verschlechtern, dürfen Sie nicht mit Magneten behandeln. Das ist allerdings selten, weil Magnetkräfte die Biochemie insgesamt günstig beeinflussen.

Eine leichte Zunahme des Schmerzes, der Steifheit oder des Unbehagens kann auf einen zu starken Magneten hindeuten. Große, starke Magnete sind nicht unbedingt besser; außerdem ist es schwieriger, sie an einer bestimmten Körperstelle anzubringen. Leichte elektromagnetische Spulen sind oft ein geeigneter Ersatz.

Letztlich müssen Sie selbst entscheiden, ob eine Behandlung oder Polarität Ihnen hilft oder nicht. Respektieren Sie auch die Meinung anderer Kranker, die Sie behandeln. Wenn Sie sich besser auf Ihren Körper und seine Bedürfnisse einstimmen wollen, kann Ihnen ein Hypnoseband helfen.

Wie lange behandelt man?

Scheibenmagnete oder erbsengroße Magnete können Sie auf Akupunkturpunkte kleben und einen oder zwei Tage einwirken lassen. Das gleiche gilt für Magnetstreifen oder Dauermagnete mit einem Durchmesser bis zu 2,5 cm. Größere Magnete legen Sie eine oder mehrere Stunden auf den Körper. Ist der Durchmesser größer als 5 cm, lässt der Magnet sich schwer befestigen, oder er ist unbequem.

Es ist nicht ratsam, starke Neodymmagnete länger als einen oder zwei Tage am Körper zu befestigen, da sie ihn möglicherweise zu stark anregen.

Es ist wichtig, chronische Beschwerden auch nach dem Abklingen der Schmerzen noch einige Tage weiter zu behandeln, um eine vollständige Heilung und sogar eine Stärkung zu bewirken. Ein Rückfall ist dann weniger wahrscheinlich.

Meist genügt es, wenn Sie Beschwerden zweimal am Tag 15 bis 30 Minuten mit Pulsaren oder eine halbe Stunde bis zu mehreren Tagen mit Permanentmagneten oder bis zu 30 Tage mit magnetischen Pads oder Folien behandeln. Größere Magnetstärken oder längere Anwendungen sind nicht unbedingt besser, wenn auch unschädlich. Da die erforderliche Behandlungszeit bei jedem Menschen unterschiedlich ist, sollten Sie mit Hilfe des Muskeltests feststellen, wie viel Zeit notwendig ist. Wenn der Test bei beiden Polaritäten das gleiche Ergebnis liefert, ist der Organismus ausgewogen und profitiert nicht mehr von einer Magnettherapie. Dennoch sollten Sie noch ein paar Tage mit dem Biosüden weiter behandeln, um den betroffenen Körperteil zu kräftigen und einen Rückfall zu verhindern. Viele Menschen spüren, wann die Therapie beendet werden kann, und Sie sollten die Weisheit des Körpers immer respektieren. Der behandelte Körperteil kann empfindlich werden, wenn die Behandlung über das Optimum hinaus fortgesetzt wird.

Was dürfen Sie erwarten?

Bei akuten Krankheiten oder schmerzhaften Verletzungen kann die Besserung innerhalb weniger Minuten (etwa bei banalen Kopfschmerzen) oder nach fünf bis sechs Behandlungen eintreten. Wenn die Symptome sich bessern, dürfen Sie mit weiteren Fortschritten rechnen. Tritt nach fünf oder sechs Behandlungen keine Besserung ein, kann die Magnettherapie wahrscheinlich nicht helfen.

Bei chronischen oder langwierigen Krankheiten dauert es naturgemäß länger, bis eine Wirkung zu beobachten ist. Entscheidend sind der Allgemeinzustand des Kranken und andere individuelle Faktoren. Manchmal bessert sich der Zustand schon nach wenigen Behandlungen, ein andermal kann es einen Monat oder länger dauern.

Es wird oft behauptet, der Zustand müsse sich zunächst verschlechtern, ehe er sich bessern könne. Das wird Heilkrise genannt. Bei der Magnettherapie tritt diese Krise nach meiner Erfahrung nicht ein. **Wenn die Magnettherapie überhaupt hilft, dann bessert sich der Zustand.**

Magnete können das Gleichgewicht im Organismus zeitweilig wiederherstellen. Aber der Kranke muss mit positivem Denken, richtiger Ernährung und genügend Bewegung Schlacken beseitigen und so dafür sorgen, dass das Gleichgewicht erhalten bleibt. **Denken Sie daran: Magnete heilen nicht; sie helfen dem Körper, sich selbst zu heilen.**

Ist die Magnettherapie ungefährlich?

In der Literatur gibt es nur wenige Berichte über ungünstige Reaktionen auf die Magnettherapie.

Bei der Kernspinresonanztomographie wird der ganze Körper einer Magnetkraft von 650 bis 15 000 Gauß ausgesetzt. Die amerikanische Gesundheitsbehörde hat entsprechende Geräte zugelassen. Bei einigen Patienten treten allerdings unangenehme Nebenwirkungen auf.

Im Jahr 1994 veröffentlichten vier Ärzte einen Artikel im *Journal of Rheumatology*, dessen Thema der Nutzen pulsierender Magnetfelder bei Arthritis war. Sie wiesen darauf hin, dass über 200 000 Patienten (meist in Europa) ohne nachteilige Folgen mit pulsierenden Magnetkräften behandelt worden sind.

Zwei chinesische Ärzte und Akupunkteure, Hsu und Fong, schrieben 1978 im *American Journal of Acupuncture*:

„Bei mehreren zehntausend Patienten, die in Abteilungen für innere Medizin, Chirurgie, Pädiatrie, Traumatologie, Neurologie, Dermatologie usw. klinisch beobachtet wurden und an fast hundert unterschiedlichen Beschwerden litten, wurden keine Kontraindikationen festgestellt. Bei keinem dieser Patienten gab es Komplikationen. Einige von ihnen fühlten sich nach der Behandlung schwindelig, müde oder schläfrig; aber diese Symptome klangen ab und beeinflussten die Beschwerden nicht, die sich in der Regel besserten. Einige wenige Patienten profitierten nicht von der Behandlung und fühlten sich gelegentlich schlechter. In diesen Fällen wurde die Magnettherapie abgebrochen. Daraufhin verschwanden alle Reaktionen sofort und ohne Folgen."

Hsu und Fong kontrollierten auch Blutkörperchen von Menschen, die längere Zeit mit Magneten behandelt wurden, und stellten keine schädlichen Nebenwirkungen fest.

Andererseits haben mir mehrere Leute berichtet, dass sie magnetische Matratzenauflagen zu stimulierend finden. Eine Frau bekam einen Ausschlag, als sie gleichzeitig einen Permanentmagneten und einen Pulsator auf die Nebenhöhlenregion legte.

Ein Freund trommelte den ganzen Tag mit den Fingern, und sein Daumen schmerzte. Er legte einen Magneten darauf und rief nach wenigen Minuten aus: „Das ist ja noch schlimmer!" Ich riet ihm, die Polarität zu wechseln, und bald war der Daumen schmerzfrei.

Falsch angewandt können Magnete die Körperchemie stören und vorübergehend Übelkeit, Kopfschmerzen oder Reizbarkeit auslösen. Seien Sie also umsichtig. Wenn Symptome sich verschlimmern, ist wahrscheinlich die Polarität falsch. Warten Sie ein paar Minuten, und probieren Sie dann den anderen Pol aus, vielleicht mit einem schwächeren Magneten. Achten Sie genau darauf, wie Sie sich fühlen. Vertrauen Sie Ihrer Intuition oder der des Patienten.

Magnetdiagnose

Ein ausgewogenes endokrines System ist für die Gesundheit unerlässlich. Hormone arbeiten auf komplexe Weise miteinander zusammen. Es kann hilfreich sein, ein Organ oder eine Drüse zu behandeln; aber eine wirksame Therapie setzt voraus, dass Sie das ganze Zusammenspiel kennen. Das gelingt Ihnen leicht, wenn Sie eines der diagnostischen Verfahren anwenden, die ich nachfolgend beschreibe. Die Magnetdiagnose sagt Ihnen auch, welche Polarität die richtige ist.

Der Muskeltest

Wenn Sie Beschwerden mit der richtigen magnetischen Polarität behandeln, kräftigen Sie den Körper; wenn Sie die falsche Polarität wählen, schwächen Sie ihn.

Sie können die energetische Ausgewogenheit des gesamten Drüsen- und Organsystems überprüfen, indem Sie mit einem Magneten oder Pulsar über den Körper streichen. Dabei sollten Sie mehrere Magnete einige Zentimeter hoch übereinander legen, damit die Polaritäten unterschiedlich sind. Dafür eignen sich mehrere Scheibenmagnete mit einem Durchmesser von vier Zentimetern.

Als man noch irrigerweise glaubte, es gebe Magnetpole mit jeweils spezifischer Energie, nahm man an, ein Pol habe diese und der andere Pol jene Wirkung. Darum hielt man es für notwendig, bei solchen Tests einen Pol abzuschirmen, damit er den Körper nicht beeinflusste. So wollte man eine „reine“ polare Wirkung erzielen. Da es jedoch keine Magnetpole gibt, sondern nur Richtungen der Magnetkraft, brauchen Sie beim Muskeltest lediglich diese Richtung zu wechseln. Es genügt, wenn die Pole einige Zentimeter voneinander entfernt sind.

Den Muskeltest als Magnetdiagnose haben die Chiropraktiker Dr. Mary und Dr. Richard Broeringmeyer entwickelt. Sie stützten sich dabei auf Beobachtungen von Albert Davis und Walter Rawls, der Pioniere der Magnettherapie und stellten fest, dass jeder Muskel des Körpers schwächer wird, wenn eine falsch ausgerichtete Magnetkraft auf eine Drüse, ein Organ oder eine verletzte Stelle einwirkt.

Grundlagen des Muskeltests

Sie können jede Körperstelle benutzen, um die Magnete zu testen. Das Prinzip ist immer das gleiche: Sie legen den Magneten oder Pulsar einfach auf diesen Punkt und prüfen die Muskelkraft. Dann wenden Sie die Polarität an, bei der die Kraft zunimmt. Wenn Sie Erfahrung mit Akupunktur haben, überprüfen Sie die wichtigen Punkte eines Meridians, und wenn Sie sich mit der Polaritätstherapie auskennen, testen Sie die Polaritätspunkte. Auch die Reflexpunkte an den Füßen sind für diesen Test geeignet. Wenn Ihnen die notwendigen Kenntnisse fehlen – experimentieren Sie!

Wenn eine Seite des Körpers krank oder unausgeglichen ist, dann ist sie meist schwach und liefert keine zuverlässigen Ergebnisse. Testen Sie dann einen Muskel der anderen Seite oder eine Stelle in einiger Entfernung von der Verletzung.

Der Muskeltest ist nicht hundertprozentig genau. Manchmal ist der Kranke so krank oder geschwächt, dass man ihn nicht testen kann. Bei einem sehr geringen Ungleichgewicht ist der Test ebenfalls unschlüssig.

Die Broeringmeyers testen und behandeln beispielsweise seit mehreren Jahren Magenbeschwerden. Sie halten den Magneten über den Magen und prüfen die Muskelkraft, um herauszufinden, ob eine Unter- oder Überfunktion vorliegt. Ein schlaffer Magen ist zu alkalisch, und die Verdauung leidet unter Säuremangel, weil die Wasserstoffionenkonzentration zu niedrig ist. Wenn Sie den Bionordpol (–, blau) eines diagnostischen Magneten auf den Magen legen, wird der Körper geschwächt, da der Magnet das Problem verschlimmert.

Wenn eine Drüse oder ein Organ überaktiv ist, wird jeder Muskel schwächer, sobald Sie den Biosüdpol eines Magneten auf die kranke Stelle legen. Wird ein Muskel schwächer, wenn Sie den Bionordpol auf den Testpunkt legen, dann ist das Organ nicht aktiv genug.

Wenn der Magen zu viel Säure enthält, ist er überaktiv. Die Wasserstoffionenkonzentration ist in diesem Fall höher als notwendig. Wenn Sie nun den Biosüdpol (+, rot) eines diagnostischen Magneten auf den Magen legen, verschlimmert sich dessen Zustand, und die Muskeln werden schwächer. Ein zu sauerer Magen ist anfälliger für Geschwüre.

Manche Patienten wissen, welche Drüse oder welches Organ gestört ist, weil sie bereits eine medizinische Untersuchung hinter sich haben oder weil die betroffene Stelle empfindlich ist oder schmerzt.

Einzelheiten über die Bedeutung und Symptomatik überaktiver Drüsen und Organe lesen Sie in dem Buch *Energy Therapy* von Mary und Richard Broeringmeyer. In meinem früheren Buch *The Body Magnetic* finden Sie weitere Informationen über den Muskeltest.

Die Kraft der Arme und Beine als Indikator

Bitten Sie den Kranken, den Sie testen wollen, sich auf den Rücken zu legen, den Arm senkrecht nach oben zu strecken und locker die Fäuste zu ballen. Erklären Sie ihm, dass Sie den Arm nach unten zur Hüfte bewegen werden und dass er sich auf Ihr Kommando mit aller Kraft dagegen sträuben soll. Bevor Sie anfangen, sagen Sie mit klarer, lauter Stimme: „Blockieren … und wehren." Sprechen Sie langsam, damit der Kranke Zeit hat, einzuatmen oder auszuatmen und dann den Atem anzuhalten. Manche Menschen sind in einer bestimmten Phase des Atemzyklus stärker. Geben Sie dem Kranken genügend Zeit, sich auf den Druck vorzubereiten. Die meisten Menschen halten den Atem zu dem Zeitpunkt an, der für sie am günstigsten ist.

Warten Sie eine oder zwei Sekunden, und drücken oder ziehen Sie dann den Arm einige Zentimeter in Richtung Hüfte. Merken Sie sich, wie stark der Widerstand ist, ob der Arm beim ersten Kontakt gut blockiert ist und ob er sich stark anfühlt, wenn Sie kräftig drücken. Der Test hat zwei Aspekte: Das anfängliche Blockieren der Muskeln und die Widerstandskraft bei festem Druck. Wenn im Körper ein Ungleichgewicht besteht, reagiert der Arm in beiden Fällen auf magnetische Kräfte.

Legen Sie nun den Magneten oder Pulsar der Reihe nach auf jede Drüse und jedes Organ, zuerst mit der einen Seite oder Polarität, dann mit der anderen. Stellen Sie fest, bei welcher Polarität die Muskeln stärker oder schwächer werden, und notieren Sie sich jede Schwach-

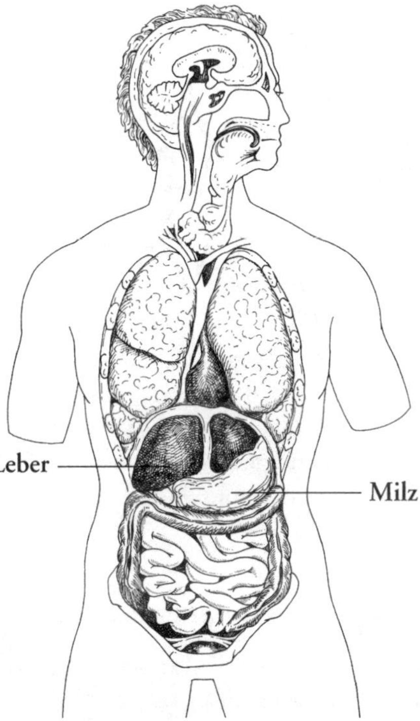

Die Körperorgane von vorne betrachtet

stelle, um sie später zu behandeln. Sie können Magnete oder Pulsare auf die Kleidung legen, um zu diagnostizieren und zu behandeln.

Löst eine bestimmten Polarität an einer Stelle Muskelschwäche aus, behandeln Sie diese Stelle mit dem anderen Pol. Wenn die Muskeln unter dem Einfluss beider Polaritäten stark bleiben, braucht die betreffende Stelle in der Regel keine Behandlung. Wenn beide Polaritäten schwächen, ist auch eine Behandlung mit beiden Polaritäten notwendig.

Auf den Muskeltest können Sie sich aber nur dann verlassen, wenn die Testperson einen klaren Unterschied spürt. Am besten ist das Ergebnis, wenn der Getestete – nicht Sie – eindeutig merkt, dass er stärker oder schwächer wird. Wenn er keinen klaren Eindruck hat, ist der Test ungenau und/oder eine Magnettherapie ist für die vorhandenen Beschwerden ungeeignet.

Behandeln Sie mit der Polarität, die den Kranken stärker macht.

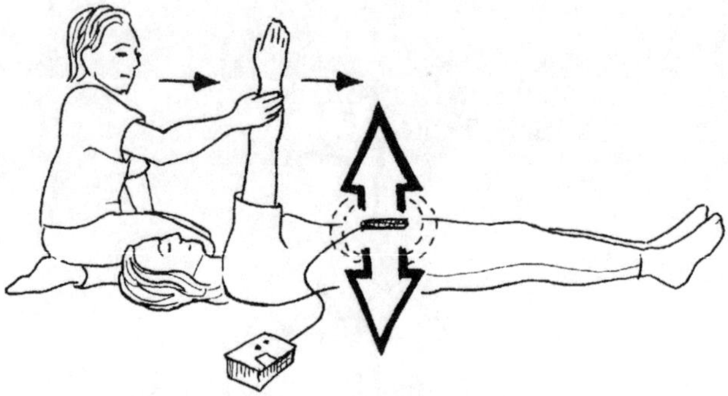

Der Muskeltest seitlich betrachtet

Bei manchen Menschen klappt der Muskeltest nicht. In diesem Fall empfiehlt Dr. Mary Broeringmeyer, mit einem Gerät zur Entmagnetisierung von Tonbändern langsam über den Körper zu streichen und den Test dann zu wiederholen.

Das Auffinden spezifischer Punkte vorn am Körper

Die Hirnanhangdrüse liegt in der Mitte der Stirn. Manchmal wird dieser Punkt „drittes Auge" genannt.

Die Schilddrüse besteht aus zwei Lappen, die an beiden Seiten des Halses liegen. Manchmal sprechen diese Lappen auf den Magnettest unterschiedlich an.

Der Thymus, der das Immunsystem steuert, befindet sich unter dem Schlüsselbein. Wenn wir älter werden, sinkt er ein wenig; Sie müssen also die richtige Position suchen.

Das Herz können Sie an vier Punkten testen. Meist genügt eine dieser Stellen, aber bei Schwäche sollten Sie alle vier testen.

Tipps für gute Ergebnisse

- Üben Sie auf eine bestimmte Stelle – in der Regel ist es das Handgelenk – am Arm Druck aus.
- Behalten Sie die gleiche Position bei, und benutzen Sie beispielsweise nur zwei oder drei Finger zum Drücken oder Ziehen.
- Sagen Sie laut und deutlich „Blockieren … und wehren", und testen Sie immer zur gleichen Zeit nach dem Kommando. Sprechen Sie langsam.

- Machen Sie nach dem Wort „blockieren" einige Sekunden Pause, damit der Kranke Zeit hat, jedesmal gleich zu atmen und sich auf den Test vorzubereiten.
- Bitten Sie die Testperson, Sie nicht anzusehen oder die Augen zu schließen.
- Nach einigen Tests sollte der Getestete den Arm ausruhen. Sie können auch die Arme wechseln.
- Beobachten Sie während des Tests das Gesicht des Kranken. Wenn ein Muskel schwach wird, übernehmen andere Muskeln seine Aufgabe. Es kann sein, dass der Getestete dann Grimassen schneidet und so die Schwäche des Primärmuskels enthüllt.
- Fragen Sie immer, bei welcher Polarität der Kranke sich stärker fühlt, vor allem wenn der Unterschied nicht eindeutig ist. Die meisten Menschen spüren, ob sie stärker oder schwächer werden, und Sie sollten die Testperson ermutigen, genau aufzupassen und mitzuarbeiten.

Testpunkte

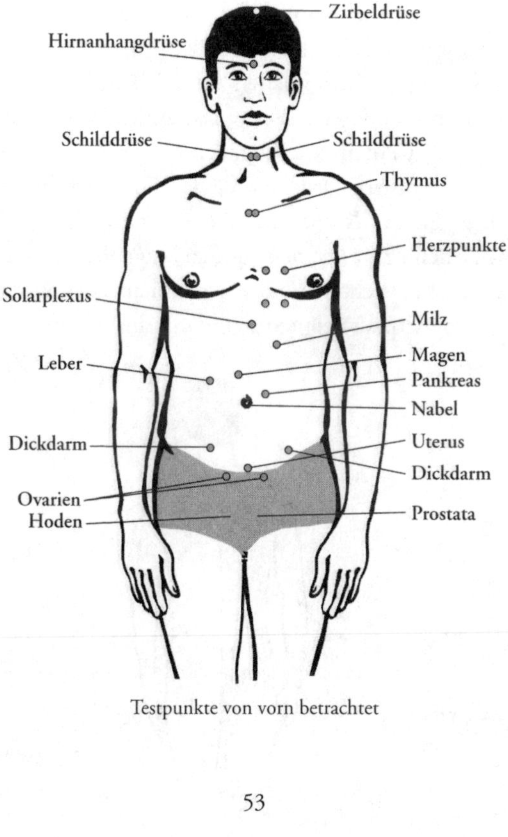

Testpunkte von vorn betrachtet

Den Solarplexuspunkt finden Sie dort, wo die Rippen sich vereinigen, den Pankreaspunkt zweieinhalb Zentimeter links oberhalb des Nabels. Der Magen ist ein großes Organ, sodass Sie möglicherweise mehrere Punkte testen müssen. Der Uteruspunkt liegt etwa auf halbem Weg zwischen dem Nabel und der Spitze des Schambeins. Die Ovarien können Sie testen, wenn Sie die Spitze des Schambeins in der Mitte ertasten und sich zweieinhalb bis fünf Zentimeter nach links und rechts bewegen. Bei Männern sollten Sie beide Hoden überprüfen. Um die Prostata zu testen, legen Sie den Magneten zwischen After und Genitalien (ich bitte die Patienten, das selbst zu tun).

Wenn Sie die vordere Seite des Körpers getestet haben, dreht der Kranke sich um, und Sie überprüfen die Nieren und Nebennieren.

Das Auffinden spezifischer Punkte auf dem Rücken

Die Testpunkte für die Nebennieren liegen knapp unterhalb der Schulterblätter, obwohl die Nebennieren wie Kappen auf den Nieren sitzen. Wenn diese Punkte druckempfindlich sind, wissen Sie, dass die Drüsenfunktion gestört ist. Um die Nieren zu prüfen, führen Sie die Finger von der Spitze der Hüftknochen zur Wirbelsäule, dann zwei Wirbel nach oben und schließlich 5 cm nach außen. Punkte auf dem Rücken testen Sie mit einem angezogenen Unterschenkel (siehe Abbildung auf Seite 55 oben). Drücken Sie den Fuß nach hinten zum Boden, und bitten Sie die Testperson, Widerstand zu leisten.

Sie können jeden Fuß mit einem großen Magneten prüfen. Der rechte und der linke Fuß brauchen oft unterschiedliche Polaritäten. Magnetic Power Pads (Magnetpads) eignen sich dafür am besten.

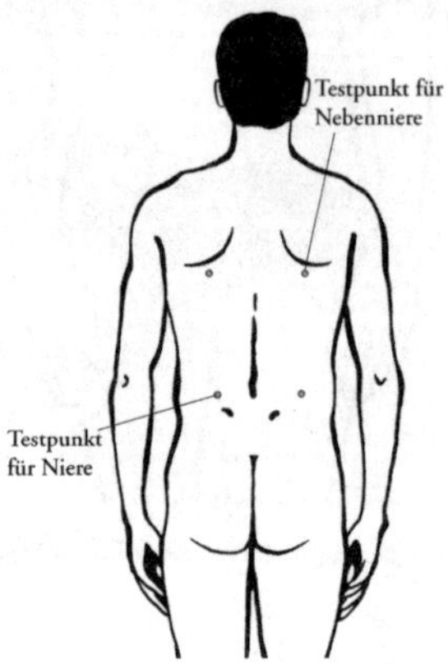

Testpunkte auf dem Rücken

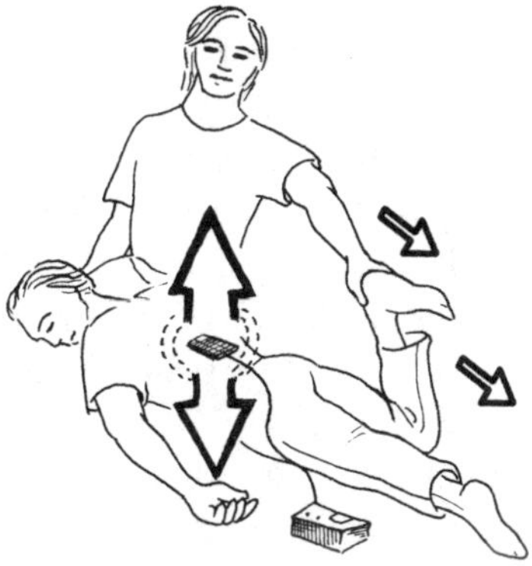

Muskeltest mit den Beinen

Die Fingerkraft als Indikator

Ein einfacher, aber erstaunlich genauer Muskeltest prüft die Kraft eines Fingers und Daumens. Der Patient presst Daumen und Zeigefinger oder Daumen und Mittelfinger so fest wie möglich zusammen. Die anderen Finger bleiben gestreckt. Sie geben das Signal „Blockieren … und wehren" und versuchen, die Finger auseinander zu ziehen.

Achten Sie auf die Widerstandskraft, wenn Sie die Magnetpole nacheinander auf die Testpunkte legen, und behandeln Sie dann mit der Seite, die den Patienten stark macht. Da dieser Test nur wenige Muskeln heranzieht, ist er häufig ein genauerer Indikator. Ich benutze ihn oft, um den Armtest zu kontrollieren.

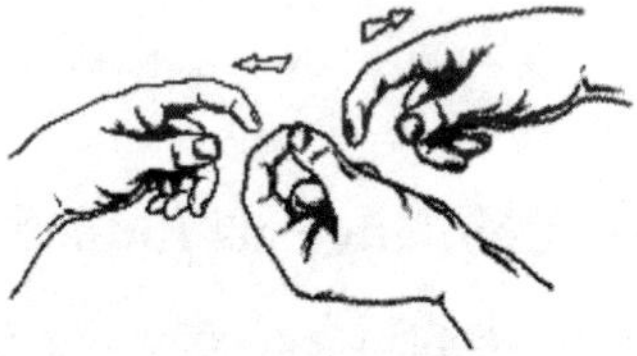

Der Fingertest

Der elektronische Muskeltester als Indikator

Dieses Gerät macht den Muskeltest objektiv. Es handelt sich um einen kleinen Energieumwandler, den man zwischen einen Finger und den Daumen klemmt und drückt. Eine Nadel zeigt die Kraft an. Der Patient drückt ihn mit etwa zwei Dritteln seiner Maximalkraft eine Sekunde lang zusammen und entspannt sich dann. Nach einigen Sekunden wird der Test mit der anderen Polarität wiederholt. Besteht zwischen dem (+)-Pol und dem (–)-Pol ein Unterschied, behandelt man mit dem Pol, der den Kranken stärker macht. Wenn die magnetische Polarität unwichtig ist, ändert sich die Kraft nicht.

Der elektronische Muskeltester hat zudem den Vorteil, dass Sie ihn auch allein benutzen können. Außerdem können Sie damit Vitamine, Kräuter und homöopathische Arzneien testen und feststellen, ob Stromleitungen, Computer, Mikrowellenherde oder Neonröhren Sie belasten. Der elektronische Muskeltester ist bei PsychoPhysics Labs erhältlich.

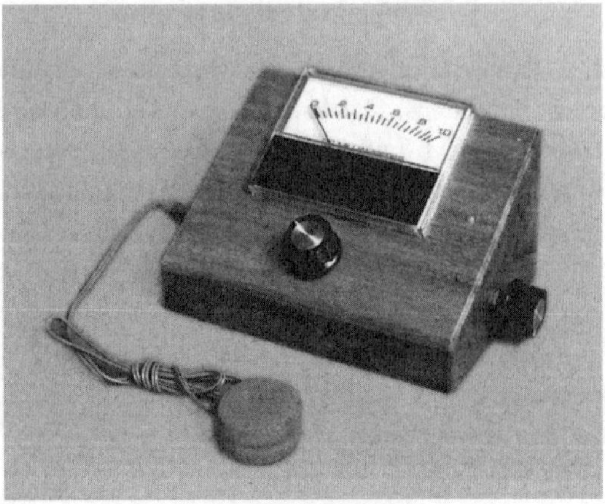

Der elektronische Muskeltester

Die Beinlänge als Indikator

Die Länge der Beine ist ebenfalls ein objektiver Test, da der seelische Zustand sie nicht beeinflusst. Der Patient braucht keinen Widerstand zu leisten. Er liegt auf dem Rücken, und Sie heben beide Beine an und prüfen, ob ein Bein unter der Einwirkung des Testmagneten kürzer wird. Die Kontraktion kann bis zu 6 mm betragen und ist leicht zu sehen. Es ist am besten, wenn der Patient beim Test Schuhe mit glatten Sohlen trägt. Wenn Sie eine Verkürzung feststellen, behandeln Sie mit der anderen Polarität. Vor dem Test sollten Sie beide Beine anheben und behutsam ziehen und schütteln. Senken Sie die Beine dann ab, und messen Sie die Längen ohne den Magneten. Dann beginnen Sie mit dem Test. Eine Bestätigung mit dem Armtest kann nützlich sein.

Das vaskuläre autonome Syndrom als Indikator

Ein weiterer objektiver Test nutzt das so genannte vaskuläre autonome Syndrom, die leichte Veränderung der Pulsamplitude, wenn ein Reiz auf den Körper ausgeübt wird. Dieser Test wird in Dr. Laurence Badgleys vorzüglichem Buch *Energy Medicine* beschrieben.

KAPITEL 5

Die Wahl des richtigen Magneten

Das Handwerkszeug der Magnettherapeuten vor hundert Jahren war noch spärlich. Heute gibt es Magnete in vielen verschiedenen Stärken und Formen, zum Beispiel winzige Magnete für Akupunkteure, ovale, knopfgroße Magnete, Neodymmagnete in der Größe einer 50-Cent-Münze, Scheibenmagnete in Keksgröße, 5 x 10 cm große Blockmagnete und 2 cm dicke, biegsame Stabmagnete in jeder Größe und Form. Magnete können an jedem Ende oder an jeder Seite einen Pol haben, aber eine Seite kann auch mehrere Pole haben. Da man Keramikmagnete in jeder Form herstellen kann, gibt es Hunderte von Varianten zu kaufen.

Wenn man Magnetpulver in Plastik einbettet, sind noch mehr Formen möglich. All diese Formen, Größen und Materialien kann man in Bandagen, Klebebänder, Westen und Schuhe einlegen oder daraus ein Halsband, ein Armband oder eine Matratzenauflage machen.

Wie bereits erwähnt, gibt es mehrere Arten von Dauermagneten. Alnico war die erste magnetische Legierung. Heute sind Ferrit- und Keramikmagnete am brauchbarsten. Aus Ferriten kann man Pulver machen und zu fast jeder Form gießen oder mit flexiblem Plastik mischen und Magnetstreifen oder -scheiben daraus herstellen.

Leider ist auf den meisten Magneten weder die Stärke noch die Polarität vermerkt. Am besten nehmen Sie beim Kauf einen Kompass mit. Was die Geräte für die Magnettherapie betrifft, so ist es schwierig, die Behauptungen der Hersteller und Lieferanten zu überprüfen. Das liegt auch daran, dass dank des Placeboeffekts fast alles bei irgendwelchen Menschen wirkt. Außerdem verbietet das Gesetz den Verkäufern, ihren Produkten eine Heilwirkung zuzuschreiben. Darum müssen Sie selbst herausfinden, was Ihnen am besten hilft. Manche Hersteller behaupten, ihre Magnete hätten eine einzigartige Form, Polverteilung und so weiter. Schauen Sie sich also gut um, bevor Sie kaufen.

Permanentmagnete zum Heilen

Von den Magneten, die man in Geschäften kaufen kann, sind nur wenige für die Heilbehandlung geeignet, und bei den meisten sind Stärke und Polarität nicht angegeben. Wenn Sie nicht finden, was Sie suchen, können Sie Magnete und magnetische Instrumente und Geräte auch im Versandhandel kaufen.

Die gebräuchlichsten Magnete haben nur zwei Pole. Magnete mit mehreren Polen auf der selben Seite sind bei manchen Schmerzen und Reizzuständen hilfreich, aber nicht verwendbar, wenn man ein Magnetfeld mit einer bestimmten Richtung braucht. Polstreifen sollten mindestens 0,6 cm breit sein. Prüfen Sie die Polarität im Zweifel mit einem Kompass, bevor Sie einen Magneten kaufen.

Der Magnettherapeut Richard Hopkins in San Diego benutzt Ringmagnete aus Keramik. Da die Polaritäten sich im Zentrum ändern, wirken sie wie dünne, flexible Multipolmagnete, aber viel stärker.

Meist brauchen Sie Magnete mit Polen an den großen Seiten, nicht an den Enden, weil Sie die Seite mit der richtigen Polarität auf den Körper eines Patienten legen müssen. Zwei Magnete dieser Art – einer unter der Kleidung und einer darüber – halten einander fest. Scheiben mit mehreren Zentimetern Durchmesser (ohne Löcher) oder Dominomagnete sind ideal.

Mit Permanentmagneten ist die Behandlung zu Hause in der Regel am billigsten. Wenn Sie eine größere Körperpartie behandeln wollen, sind pulsierende Magnetfelder vielleicht preiswerter und führen schneller zum Erfolg.

Wahrscheinlich können Sie Ihre Hausapotheke für etwa 100 Euro mit Magneten in verschiedenen Formen, Größen und Stärken bestücken. Wenn Sie beispielsweise einen kranken Zahn behandeln wollen, ist ein kleiner, starker Neodymmagnet zweckmäßig. Ein großer, starker Magnet unterstützt die Heilung eines Knochenbruchs und dringt auch durch den Gipsverband. Typ und Größe eines Magneten hängen also davon ab, was Sie behandeln möchten.

Winzige Scheibenmagnete können Sie auf Akupunkturpunkte kleben und mehrere Tage dort lassen. Einen gebrochenen Arm behandeln Sie mit dem größten Blockmagneten (10 x 15 x 1 cm) oder Magnetpads mit 15 cm Durchmesser. Für kleine Schmerzen, Verstauchungen und Muskelkater eignet sich ein großflächiger, mittelstarker Keramikmagnet oder ein schwacher, flexibler Multipol-Magnetstreifen. Bei schlimmeren Beschwerden brauchen Sie vielleicht einen starken Neodymmagneten, den Sie nur für kurze Zeit anwenden. Zahnschmerzen können Sie oft lindern, wenn Sie einen Neodymmagneten mit dem Bionordpol (–, blau) 10 bis 15 Minuten auf die Wange legen.

Heutzutage kann man Magnete in verwirrend vielen Formen und Stärken kaufen. In der Magnettherapie wirkt fast alles bis zu einem gewissen Grad, und das liegt nicht nur am Placeboeffekt. Solange Sie keine starken Biosüdpole bei Tumoren anwenden, werden Sie keine Schwierigkeiten haben. Natürlich sollten Sie jede Therapie abbrechen, wenn sie Symptome oder Krankheiten verschlechtert.

Armbänder

In Europa und Asien hat man festgestellt, dass magnetische Armbänder Stress und Beschwerden lindern, zum Beispiel leichte arthritische Schmerzen, nervöse Störungen und Schlafstörungen. Außerdem kann man damit den Kreislauf und die Gesundheit der Muskulatur stärken.

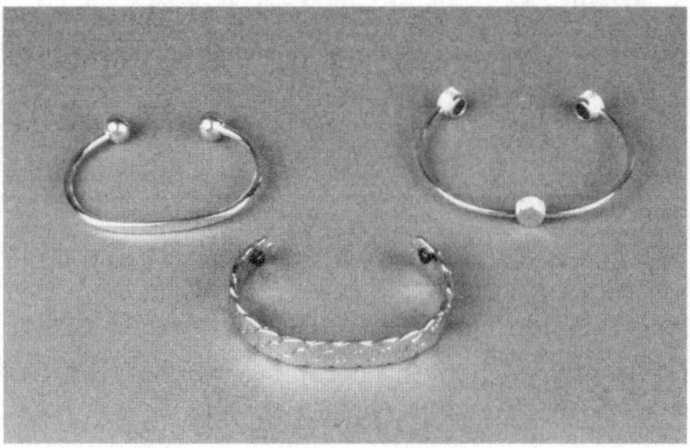

Magnetische Armbänder

Mein Lieblingsarmband heißt Stress Bracelet. Es enthält zwar nur drei oder vier kleine Magnete, aber ich bin erstaunt darüber, wie sehr es den Körper kräftigt, wenn ich müde bin. Wenn ich merke, dass ein Schnupfen im Anzug ist, trage ich eine halbe Stunde dieses Armband und bleibe meist gesund. Dieses magnetische Armband wird aus Kupfer, Zink und anderen Legierungen hergestellt und mit 24-karätigem Gold überzogen. Man bekommt eine lebenslange Garantie. Die magnetischen Teile müssen dem Körper nahe sein, brauchen die Haut jedoch nicht zu berühren. Man kann das Armband locker am Handgelenk tragen.

Preiswerte Magnete aus Elektrogeräten

In Elektrogeschäften oder auf Flohmärkten bekommen Sie manchmal Magnete aus Tonbandgeräten, Computern und anderen Geräten. Oft handelt es sich um preiswerte Neodymmagnete, die sich durchaus für die Therapie eignen. Achten Sie aber darauf, dass Sie einen mit Farbe kodierten Magneten besitzen, mit dem Sie die Polarität jedes neuen Magneten prüfen können.

Magnete mit mehr als einem Pol auf einer Seite sind für die Therapie nicht so nützlich; aber Sie können damit experimentieren und Ihre eigenen Schlüsse ziehen.

Blockmagnete

Die größten erhältlichen Blockmagnete sind etwa 15 x 10 x 2 cm groß. Mit ihren tausend Gauß sind diese Ferritmagnete für großflächige Behandlungen ideal. Es kann auch nützlich sein, sie für kurze Zeit unter die Füße zu legen (die richtige Polarität finden Sie mit dem Muskeltest).

Dominomagnete

Diese Magnete haben ungefähr die Größe eines Dominosteins und werden auch in kleinen Benzinmotoren verwendet. Ihre Stärke beträgt 800 bis 1000 Gauß, und sie sind vielseitig verwendbar und zudem sehr preiswert, da sie in großer Zahl hergestellt werden.

Halsbänder

Ein französischer Arzt war der erste, der um 400 v. Chr. magnetische Halsbänder verordnete. Sie müssen sehr schwer gewesen sein, da sie aus Magnetit bestanden. Heute stellen einige Firmen in Asien leichte, aber starke Halsbänder aus Samarium-Kobalt-Eisen-Legierungen her. Sie sind mit Gold überzogen und sehen elegant aus. Mein Favorit ist das Longevity

Necklace (Langlebigkeits-Halsband), das ich tagelang trage, weil es den Hals entspannt (stundenlanges Arbeiten am Computer ist nicht gut für den Hals). Ein anderes attraktives Halsband besteht aus Hämatit, einem glänzenden grauschwarzen Eisenerz. Diese starken magnetischen Halsbänder sehen schön aus und wirken erstaunlich gut.

Ein Halsband aus Hämatit oder Samarium, Kobalt und Eisen ist vielseitig anwendbar. Sie können es um den Kopf wickeln, wenn Sie Kopfschmerzen haben, und Sie können es ebenso gut um ein Handgelenk, einen Ellbogen, ein Knie, einen Fuß oder eine Hand wickeln. Wenn Sie daraus zwei kleine Schlingen machen, können Sie es auf die Augen legen, um sie mit Magnetkraft zu entspannen.

Magnetische Halsbänder entspannen nicht nur den Hals, sondern auch die Schultern, und manchmal verbessern sie sogar den Zustand des ganzen Körpers. Bei schweren Krankheiten wirken sie offenbar nicht. Ein Forscher erklärte, die Halsbänder seien weniger für Kranke, sondern eher für Gesunde im täglichen Leben geeignet.

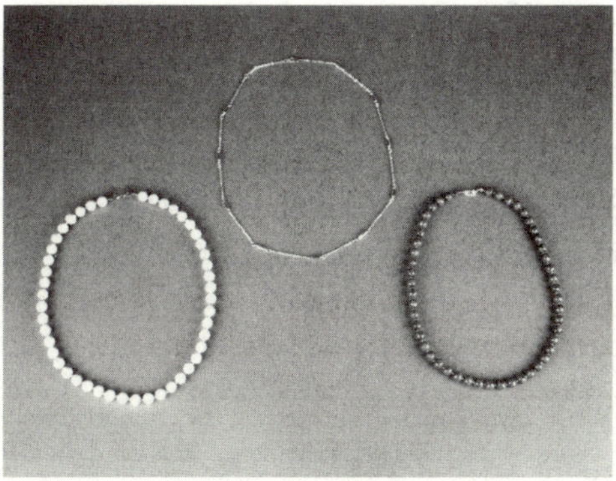

Magnetische Halsbänder

Magnetische Matratzenauflagen

Sie können verschiedene Typen von magnetischen Matratzenauflagen kaufen. Im Wesentlichen bestehen sie aus Magneten in Polstern, auf denen man schläft. Diese Auflagen, die Heizdecken ähneln, gibt es in unterschiedlichen Größen und Formen, und jeder Lieferant behauptet, sein Produkt sei das beste oder preiswerteste. Kaufen Sie mit Bedacht. Ist Ihr Körper im Allgemeinen gesund? Ist die Polarität des Magneten für Sie geeignet? Magnetische Matratzenauflagen sind vor allem für Menschen nützlich, deren Organismus sich bereits im Gleichgewicht befindet.

Die meisten magnetischen Matratzenauflagen wenden dem Körper nur den Bionordpol zu, aber manche kann man umdrehen, sodass der Biosüden nach oben zeigt. Der Muskeltest zeigt, welche Polarität der Körper im Allgemeinen braucht; aber einige Körperteile benötigen vielleicht die andere Polarität, und ihr Zustand verschlechtert sich auf der Magnetdecke. Es kann zum Beispiel sein, dass Sie die Leber stimulieren, die Nebennieren beruhigen und den Thymus stimulieren müssen. Wenn Sie dann eine magnetische Matratzenauflage mit einer einzigen Polarität verwenden, kann die Krankheit sich verschlechtern. Wer am ganzen Körper an Arthritis leidet, fühlt sich noch schlechter, wenn die Bionordseite der magnetischen Matratzenauflage nach oben zeigt, und Leukämiekranken kann die Biosüdseite schaden.

Weltweit werden mehrere Arten von magnetischen Matratzenauflagen hergestellt. Um sich auf dem Markt durchzusetzen, fügen die Produzenten Kristalle, Kupferdrähte und Mineralmixturen hinzu, von denen ich nicht weiß, ob sie lediglich ein Werbegag oder sinnvoll sind. Natürlich reagieren manche Menschen sehr empfindlich auf subtile Energien, die andere gar nicht wahrnehmen.

Sie können eine Magnetdecke auch selbst herstellen. Nehmen Sie dafür eine Baumwolldecke und nicht eine Decke, die mit Kunststoffvlies gefüttert ist, der dem Körper schaden könnte.

Magnetfolien

Magnetfolien mit zwei Magnetpolen sind preiswert und leicht anzuwenden. Behauptungen, bestimmte Produkte seien besser als andere, sind nicht glaubhaft. Kaufen Sie einfach die günstigste Ware.

Magnetfolien lindern Schmerzen und steigern die Körpertemperatur. Peter Kokoschinegg (*Magnets In Your Future*, April 1991) hat sie gründlich untersucht und berichtet von positiven Wirkungen, wenn sie einige Monate lang ständig benutzt werden (einige Wochen oder weniger dürften reichen, wenn man sie abwechselnd mit pulsierenden Magnetfeldern einsetzt).

Kleidungsstücke mit Magneten

Magnete sind schon in fast alle möglichen Kleidungsstücke eingenäht worden. Sie können solche Kleider kaufen oder selbst herstellen. Achten Sie aber auf die Polarität und das Gewicht. Manchmal ist der Biosüden dem Körper zugewandt, manchmal der Bionorden; gelegentlich wird eine Mixtur angeboten. Möglicherweise brauchen Sie ein Kleidungsstück, dessen Polarität man wechseln kann. Bei BHs sollte immer der Bionorden zum Körper zeigen, um Tumoren vorzubeugen.

Magnete sind schwer. Winzige Neodymmagnete können ebenso stark sein wie die viel größeren Ferritmagnete. Wenn Sie eine große Fläche behandeln wollen, sind Dauermagnete möglicherweise unpraktisch. Elektromagnete sind in der Regel leichter und haben eine stärkere biologische Wirkung. Wenn Sie magnetische Kleidungsstücke herstellen, sollten Sie vorher die Pole der Magnete markieren. Achten Sie darauf, dass die Magnete sich später nicht umdrehen oder dass Sie an sie herankommen können, wenn es dennoch geschieht. Verschlussmagnete haben den Vorteil, dass man sie durch das kleine Loch in der Mitte annähen kann.

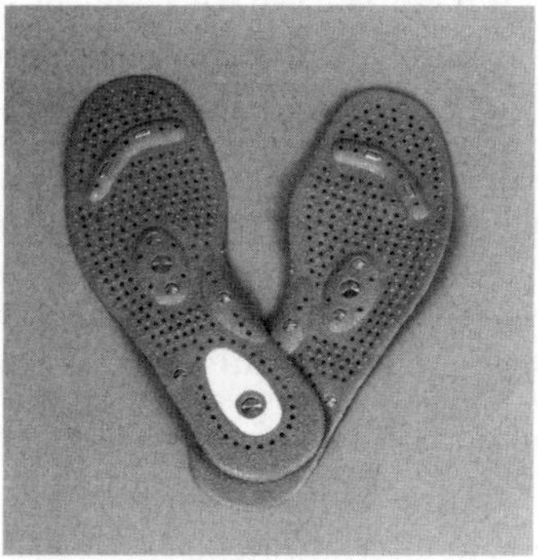

Magnetische Schuheinlagen

Magnetische Powerpads

Blau (–) und rot (+) markierte Pads mit einem Durchmesser von 15 cm sind sehr gut geeignet, um Wasser zu behandeln, Obst süßer zu machen oder sie im Bett unter die Füße, den Rücken, die Brust oder den

Bauch zu legen. Ihre Stärke beträgt über 1000 Gauß, verteilt über eine große Fläche; darum sind sie ziemlich wirksam.

Wenn Sie mit Magneten behandeln wollen, müssen Sie ein wenig erfinderisch sein. Es ist schwierig, Magnete, die größer als Dominosteine sind, mit Klebestreifen zu befestigen, und an behaarten Körperstellen ist das Entfernen der Klebestreifen unangenehm. Mit elastischen Schweißbändern können Sie Magnete am Kopf, an den Armen oder an den Beinen festmachen. Sie können Magnete auch in die Tasche stecken oder im Auto auf dem Boden als Fußstütze anbringen.

Neodymmagnete

Neodymmagnete gibt es nur in kleinen Abmessungen. Ein nützlicher Neodymmagnet für die Therapie hat einen Durchmesser von 2,5 cm und ist mit (+) und (–) gekennzeichnet und mit einer Legierung (zumeist Gold) überzogen. Andere Größen und Formen sind ebenfalls erhältlich.

Perlen

Akupunkteure kleben meist winzige Magnete auf Akupunkturpunkte. Diese Magnete sind zusammen mit Klebestreifen abgepackt und per Post erhältlich. Prüfen Sie aber die Polarität, und verlassen Sie sich nicht auf die Angaben der Hersteller. Die Gauß-Stärken sind unterschiedlich; aber das ist wahrscheinlich nicht so wichtig wie die korrekte Polarität.

Plastikmagnete

Die Magnetstreifen, die dafür sorgen, dass der Kühlschrank geschlossen bleibt, und die magnetischen Türschilder sind Plastikmagnete. Diese Magnete werden mit zweipoligen Streifen hergestellt, aber die Pole sind zu nahe beieinander, so dass sie keine Heilwirkung haben. Magnetfolien mit mindestens 0,6 cm breiten Streifen sind besser geeignet.

Ringmagnete

Ringmagnete scheinen eine heilende Wirkung zu haben, obwohl das Loch in der Mitte die Magnetkraft uneinheitlich fließen lässt. Die meisten Ringmagnete haben eine Durchmesser von etwa 2,5 cm und sind

0,6 cm dick. Die Stärke beträgt etwa 300 Gauß. Es gibt auch Ringmagnete mit einem Durchmesser von 7 bis 10 cm.

Scheibenmagnete

Scheibenmagnete ohne Loch in der Mitte sind mit einem Durchmesser von 0,8 bis über 5 cm erhältlich. Flache Scheiben mit einem Durchmesser von etwa 4 cm und einer Dicke von 0,5 cm sind sehr praktisch, wenn Sie leichte Schmerzen lindern wollen. Sie bedecken eine größere Fläche als Dominomagnete und sind weniger stark (650 gegenüber 1000 Gauß). Außerdem kann man sie leicht paarweise anbringen – einen Magneten auf der Stoffinnenseite und einen außen –, sodass sie an Ort und Stelle fixiert sind. Sie sind dünn, leicht und bequem zu tragen.

Verschlussmagnete

Millionen dieser Magnete werden benutzt, um Schranktüren zu verschließen. Es sind flache Rechtecke, etwa 2,5 cm lang und 2 cm breit. In der Mitte ist ein 0,3 cm großes Loch. Ihre Stärke liegt zwischen 400 und 800 Gauß.

Elektromagnetische Geräte

Wir brauchen heute nicht mehr in Lavafeldern nach Magnetit zu schürfen und hängen auch nicht mehr von Permanentmagneten ab. Es gibt preiswerte Elektrogeräte, die Magnetfelder in verschiedenen Stärken und mit unterschiedlichen Wellen erzeugen. Batteriebetriebene, pulsierende Elektromagnete können klein, leicht und auf jedem Körperteil anwendbar sein. Pulsierende Magnetfelder mit wenigen Gauß sind Dauermagneten mit einigen tausend Gauß in Bezug auf die Heilwirkung gleichwertig.

Es gibt Tausende von verschiedenen Frequenzen und Wellenmuster. Die Möglichkeiten sind ebenso unbegrenzt wie die Zahl der Melodien, die man mit wenigen Noten komponieren kann. Es kann sein, dass die komplexen Molekülstrukturen des Körpers auf verschiedene Wellen unterschiedlich reagieren. Das wird heute in vielen Labors untersucht, aber es wird noch Jahre dauern, bis wir wissen, was am besten ist.

Pulsierende Magnetkräfte sind offenbar biologisch aktiver als die Kräfte, die ein Dauermagnet abgibt. Man kann für denselben Zweck viel kleinere Stärken verwenden, und oft tritt die Heilung viel früher ein.

Spulen oder Geräte, die man an 110-Volt-Steckdosen anschließt, empfehle ich nicht. Selbst wenn der Wechselstrom in Gleichstrom umgewandelt wird, sickert ein Teil des Wechselstroms durch, und er ist für den Körper nicht optimal. Außerdem besteht die Gefahr – auch wenn sie gering ist – eines elektrischen Schlages, wenn Sie ein Gerät ans 110-Volt-Stromnetz anschließen und irgendwelche Drähte sich in Körpernähe befinden.

Der Pulsar

Der *Pulsar* hat einen kleinen, scheibenförmigen Applikator, den man in die Tasche stecken, mit elastischen Binden, Klebestreifen oder Schweißbändern befestigen oder zwischen Kleidungsstücke schieben kann. Ein dünner, langer Draht verbindet den Applikator mit den wiederaufladbaren Batterien und dem eigentlichen Pulsar, die in einem Kästchen von der Größe eines Walkmans® untergebracht sind.

Ich behandle oft meine Brust, indem ich den Applikator unter das Hemd schiebe und den Draht mit einer großen Büroklammer am Kragen befestige.

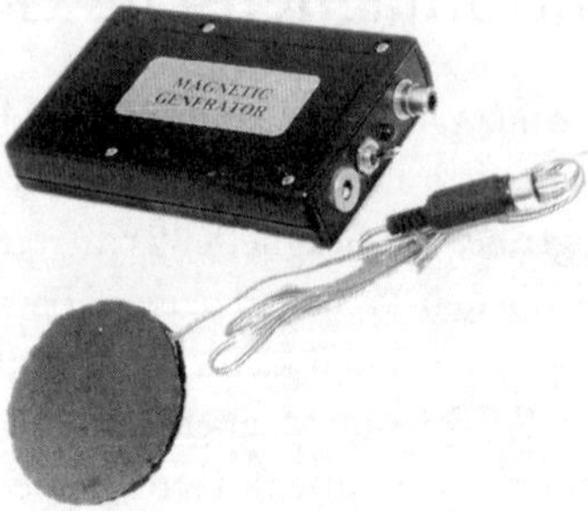

Der *Taschen-Pulsar*

Der Pulsar ist auch einfach anzuwenden, während man arbeitet oder Auto fährt. Dieses Gerät im Taschenformat erzeugt etwa sechzehnmal in der Sekunde einen Magnetimpuls. Der dünne Applikator mit einem Durchmesser von etwa 7 cm erzeugt an einer Seite Biosüd-Energie und an der anderen Bionord-Energie.

Der Power Pulsar

Der *Power Pulsar* ist viel stärker als der *Pulsar.* Sein Applikator ist eine Spule mit einem Durchmesser von etwa 17 cm, die flexibel und bequem ist. Beim Gebrauch wird sie ein wenig warm. Die Magnetkraft durchdringt den ganzen Körper. Auch dieses Gerät hat einen Akku und befindet sich in einem Gehäuse, das etwa so groß wie ein Laptop ist. Größere elektromagnetische Spulen sind ebenfalls erhältlich. Einige sind groß genug, um ein Doppelbett zu umwickeln. Man kann die Spulen in Kleidungsstücke jeder Größe einnähen.

Der *Power Pulsar* ist derzeit das stärkste in den USA erhältliche Gerät für die Magnettherapie. Die Spulen führen die maximal mögliche Strommenge (mehr Strom würde sie überhitzen). Die flexible Spule mit einem Durchmesser von 15 cm lässt sich um die Schultern, Ellbogen oder Beine herumbiegen oder am Rücken befestigen. Man kann sich darauf setzen oder sie um den Kopf legen. Eine wiederaufladbare Batterie mit 12 Volt und 7 Ampere versorgt das Gerät mit Strom. (Auf in Europa erhältliche Geräte finden Sie unter „Adressen und Bezugsquellen" am Ende des Buches Hinweise.)

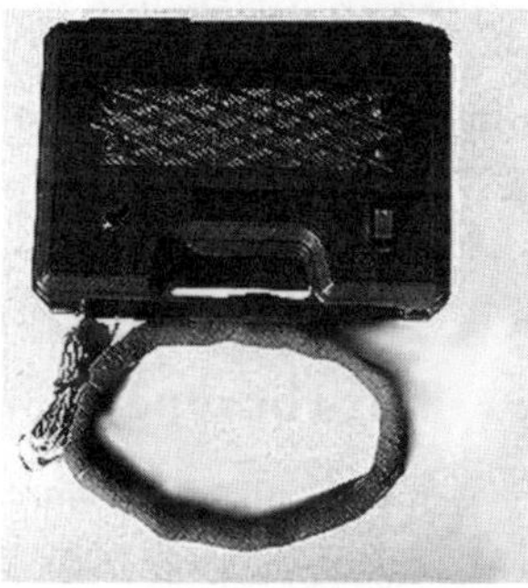

Der *Power-Pulsar*

Magnete für die Hausapotheke

Wenn Sie bestimmte Probleme behandeln wollen, brauchen Sie Magnete, die Ihre Anforderungen erfüllen. Die folgende Liste hilft Ihnen bei der Zusammenstellung.

Beispiele:

Magnetset für etwa 100 Euro oder weniger

- 1 großer Scheibenmagnet, ca. 50 cm Durchmesser
- 2 kleine Scheibenmagnete, ca. 2,5 cm Durchmesser
- 8–12 kleine Neodym-Scheibenmagnete, ca. 0,5 cm Durchmesser für die Behandlung von Akupunkturpunkten

Magnetset für etwa 200 Euro oder weniger

- 1 großer Scheibenmagnet, ca. 50 cm Durchmesser
- 2 kleine Scheibenmagnete, ca. 2,5 cm Durchmesser
- 12–16 kleine Neodym-Scheibenmagnete, ca. 0,5 cm Durchmesser für die Behandlung von Akupunkturpunkten
- 1 magnetischer Armreif oder Halsband
- 1 Magnetfolie, ca. 10–15 cm groß

Einzelmagnete

Außerdem können Sie sich nach und nach eine Biomagnet-Hausapotheke zusammenstellen, indem Sie sich nach Bedarf Einzelmagnete zulegen, zum Beispiel:

- 1–2 Scheibenmagnete, ca. 2,5 cm Durchmesser
- 2–10 Akupunkturmagnete, ca. 0,5 cm Durchmesser
- 1 großer Einzelmagnet, ca. 5–6 cm Durchmesser, zum Magnetisieren von beispielsweise Wasser oder Lebensmitteln

Außerdem können Sie Magnetfolie, Rückengürtel, Magnet-Stirnbänder, Magnet-Pulswärmer, Magnet-Schuheinlagen, Magnet-Armbänder oder -Halsbänder hinzunehmen.

KAPITEL 6

Die Behandlung spezifischer Beschwerden

Wenn eine Therapie Ihre Beschwerden lindert, so bedeutet das nicht, dass sie auch allen anderen Menschen hilft. Die meisten Krankheiten haben bei verschiedenen Menschen – ja sogar bei ein und der selben Person – unterschiedliche Ursachen. Ernährungsberater behaupten, eine falsche Kost oder unverträgliche Speisen könnten unzählige Symptome auslösen. Als Therapie nennen sie Fasten, eine siebentägige Kur mit Weintrauben, Rohkost, stundenlanges Kochen über einer Gasflamme und so weiter. Homöopathische Arzneien und Kräuter haben schon vielen Kranken geholfen. Zahllose Fallstudien stützen jede denkbare Therapie – und eine Studie belegt, dass bei jeder Therapie in etwa 17 Prozent aller Fälle der Placeboeffekt „heilt".

Als Hypnose- und Psychotherapeut haben ich beobachtet, dass Symptome verschwinden, wenn verdrängte Probleme ans Licht gebracht und gelöst werden oder wenn der Patient die Selbsthypnose erlernt. Die Macht des Geistes ist groß!

Dennoch ist mir nach jahrelanger Arbeit – auch mit vielen anderen Heilern – klar geworden, dass die Magnettherapie schneller und besser wirkt als jede andere. Und wer geheilt ist, bleibt es meist auch!

Die Magnettherapie ist nur eine von vielen Verfahren, die den Körper heilen können; aber sie ist einfach, relativ preiswert und fast frei von unangenehmen Nebenwirkungen und sollte daher so bald wie möglich angewandt werden. Erste Hilfe und medizinische Behandlung, die das Überleben sichern, haben selbstverständlich Vorrang. In Kapitel 8 gehe ich auf andere alternative Heilweisen ein, denn eine ganzheitliche Behandlung lohnt sich bei jeder Krankheit. Wir sind schließlich sehr komplexe Wesen – viel komplexer als Maschinen.

Mit Magneten kann man alle Krankheiten und Beschwerden behandeln. Nutzen Sie auch die in Kapitel 4 beschriebene Magnetdiagnose. Manchmal können Sie die betroffene Stelle direkt behandeln, ein andermal ist es sinnvoll, bestimmte Organe oder Drüsen zu testen und in die Therapie einzubeziehen.

In den folgenden Abschnitten beschreibe ich Verfahren für viele Beschwerden und fasse Forschungsergebnisse und meine eigenen Erfahrungen kurz zusammen.

Denken Sie aber daran, dass sich nicht voraussagen lässt, ob eine bestimmte Therapie bei Ihnen wirkt, einerlei, ob sie anderen geholfen hat oder nicht. Sie müssen also Ihren einzigartigen Organismus selbst testen und beurteilen.

Wenn Sie Medikamente nehmen, dürfen Sie damit keinesfalls ohne Rücksprache mit einem Arzt aufhören, auch dann nicht, wenn Sie sich sofort besser fühlen.

Magnettherapie bei spezifischen Krankheiten

Akute Verletzungen

Schmerzen, Verstauchungen, Blutergüsse und Knochenbrüche sprechen rasch auf die Magnettherapie an. Schwarze und blaue Flecke verschwinden oft innerhalb von Stunden oder treten gar nicht erst auf, wenn die verletzte Stelle sofort nach dem Unfall mit dem Bionordpol (–) behandelt wird.

Es ist meist zweckmäßig, akute Verletzungen mit dem Bionordpol (–) zu behandeln, bis die Schmerzen und die Entzündung abgeklungen sind. Dann behandelt man mit dem Biosüdpol (+), um die Durchblutung zu fördern, das Gewebe mit Sauerstoff zu sättigen und die Zellteilung zu beschleunigen.

Manche Bücher über Magnetheilung behaupten, man dürfe Verletzungen nur mit dem Bionordpol behandeln. Das ist falsch. Sowohl der Muskeltest als auch die allgemeinen Grundsätze der Magnettherapie bestätigen, dass der Biosüdpol bei vielen Beschwerden wichtig ist. Das entspricht auch meiner Erfahrung und den Befunden von Dr. Mary Broeringmeyer, die seit vielen Jahren mit Magneten arbeitet.

Bei größeren Wunden ist es ratsam zu warten, bis die Blutung aufgehört hat, und dann den (+)-Pol auf die Brust zu legen, um das Gewebe mit Blut und Sauerstoff zu versorgen.

Das erneute Durchleben eines Unfalls in der Hypnose kann ebenfalls hilfreich sein.

Alkoholismus

Testen Sie das Energiegleichgewicht der Leber, der Nieren, der Milz und der Hirnanhangdrüse. Diese Organe werden durch übermäßigen Alkoholkonsum am stärksten geschädigt. Behandeln Sie dann die kranken Organe. Nehmen Sie Multivitamine, treiben Sie Sport, und versuchen Sie es mit Hypnose (siehe Kapitel 8).

Allergien

Manche Allergien sind auf Störungen der Nebennieren zurückzuführen. Diese Drüsen stellen zwei Arten von Hormonen her: Glukokortikosteroide, deren Mangel eher Allergien auslöst, und Mineralkortikosteroide, deren Mangel häufiger zu Geschwüren und Bluthochdruck führt. Ich weiß derzeit noch nicht, wie man mit Magneten ein Ungleichgewicht zwischen diesen Hormonen beheben kann, aber eine Magnetdiagnose zeigt, ob das gesamte endokrine System aus dem Gleichgewicht geraten ist oder nicht. Wann ja, kann die Magnettherapie es harmonisieren.

Allergien können auch mit einer überaktiven Thymusdrüse zusammenhängen. Wenn der Thymus heftig auf eine harmlose Substanz reagiert, löst der Körper eine Entzündung aus, um diese Substanz loszuwerden. Eine Magnetbehandlung des Thymus kann die lästigen Allergiesymptome (laufende Nase, rote Augen und Niesen) lindern.

Angst

Leanne Roffey, eine Physiotherapeutin in Houston, Texas, empfiehlt bei seelischen Störungen wie Angst, Paranoia und manischer Depression eine Behandlung mit dem Biosüdpol entlang der Wirbelsäule.

Ich habe festgestellt, dass ein ängstlicher Mensch sich oft beruhigt und manchmal sogar benommen wird, wenn ich den Bionordpol (–)

auf seine Brust lege. Allerdings habe ich nur wenige Fälle behandelt. Am besten experimentieren Sie selbst.

Appetitstörungen

Magnetische Ohrringe, an den Akupunkturpunkten getragen, können ein wenig helfen. Ein anderer Punkt liegt knapp zwei Fingerbreiten unterhalb der Kniescheibe. Dort können Sie einen kleinen Magneten mit dem Biosüdpol (+) am Körper für einige Tage festkleben.

Hypnose kann hilfreich sein, wenn Sie abnehmen wollen (siehe Kapitel 8).

Arthritis

Diese Geißel der Menschheit lässt sich durch Magnettherapie häufig lindern. Wenn Schmerzen und Entzündungen vorhanden sind, nehmen Sie den beruhigenden blauen (–) Pol. Sobald die Schmerzen abgeklungen sind, behandeln Sie mit dem roten (+) Pol, um die Heilung zu fördern.

Arthritis ist keine spezifische Krankheit. Das Wort bedeutet „Gelenkentzündung", und diese kann über hundert Ursachen haben. Früher nannte man diese Symptome Gicht oder Rheuma, heute spricht man von rheumatoider und Osteoarthritis. Spondylitis ankylosans nennt man die Entzündung der Wirbelsäule, und Gicht bezeichnet die Entzündung der großen Zehen.

Dass Magnete steife Gelenke lockern, ist seit Jahrhunderten bekannt, aber natürliche Magnete waren schwer zu finden. Heute haben wir starke künstliche Magnete und Elektromagnete als einfache und wirksame Heilmittel. Außerdem wissen wir heute viel mehr darüber, wie Magnete heilen, sodass immer mehr Ärzte die Magnettherapie akzeptieren. Bei Arthritis ist sie keine experimentelle Therapie mehr.

Durchblutung und Sauerstoffversorgung bei Arthritis

Dr. Ulrich Warnke in Deutschland und Dr. Benjamin Lau von der Universität Loma Linda in Kalifornien haben anhand von exakten Studien nachgewiesen, dass eine Behandlung mit pulsierenden Magnetkräften die Durchblutung und den Sauerstoffgehalt des Blutes drastisch verbessert. Die Durchblutung kann um das Vierfache zunehmen. In Kapitel 9 gehe ich genauer auf diese Forschungen ein. Eine bessere Durchblutung lindert jede Krankheit, auch Arthritis.

Kalkablagerungen bei Arthritis

Magnete werden seit vielen Jahren benutzt, um zu verhindern, dass sich in Röhren und Boilern eine Kalkschicht bildet. Obwohl die Wirkungsweise noch nicht ganz geklärt ist, wissen wir definitiv, dass Magnete Ablagerungen verhindern. Es gibt mehrere Anbieter für Magnete, die man zu Hause an der Wasserleitung befestigen kann. Angeblich wirkt der Biosüden (+) am besten. Möglicherweise kann der Biosüdpol auch Menschen helfen, die an Arthritis leiden, indem er Kalkablagerungen in den Gelenken verhindert.

Kalziummigration in die Nervenzellen bei Arthritis

Dr. Ross Adey von der Universität Loma Linda stellte fest, dass eine pulsierende Magnetkraft einer bestimmten Frequenz die Wanderung von Kalziumionen in Nervenzellen fördert. Die gleiche Frequenz (16 Hz) verbessert nach Dr. Lau auch die Sauerstoffversorgung, und nach Dr. Warnke steigert eine Frequenz von 15 Hz die Durchblutung. Vielleicht wandern die Kalziumionen auch in die Körperflüssigkeiten ab.

Fallbeispiele zur Arthritis

Um die theoretischen Erwägungen abzurunden, habe ich einige Fallbeispiele aus meiner Praxis ausgesucht. Die Magnettherapie wirkt bei Arthritis besonders gut.

Arlene S. hatte in beiden Füßen Arthritis und starke Schmerzen. Sie glaubte nicht daran, dass eine Magnetbehandlung ihr helfen könne, willigte aber ein, es zu versuchen. Ich behandelte den schlimmeren Fuß zwanzig Minuten lang, und sie glaubte, eine leichte Besserung zu spüren. Ich riet ihr, den Fuß vor dem Schlafengehen noch einmal fünfzehn Minuten zu behandeln. Am nächsten Morgen berichtete sie erfreut, dass der Fuß nach dem Aufwachen nicht weh getan habe – normalerweise waren die Schmerzen morgens am stärksten. Seitdem behandelt sie ale betroffenen Stellen regelmäßig mit Magneten.

Eine 58jährige Frau litt ständig an arthritischen Schmerzen und musste mit einem Stock in die Klinik gehen, in der ich „schwierige Fälle“ mit Magneten behandelte. Nach sieben Stunden – verteilt über mehrere Wochen – war sie schmerzfrei und brauchte keinen Stock mehr.

Eine Frau klagte über Arthritis in einem Finger. Ihr Mann kaufte ein Gerät, das pulsierende Magnetkraft erzeugte, und sie behandelte den Finger während einer langen Autofahrt. Die Schmerzen und die Steifheit verschwanden und sind nach einem Jahr nicht zurückgekehrt.

Eine andere Frau litt an schwerer Arthritis, vor allem in einem Finger. Der Finger war geschwollen und entzündet. Akupunktur hatte ein wenig geholfen, aber nur zeitweilig. Nach einer Behandlung von etwa fünfundzwanzig Minuten Dauer mit dem roten (+) Pol eines Magneten ging die Schwellung deutlich zurück.

Ich könnte noch mehr Fallbeispiele anführen. Die Ergebnisse sind in etwa die gleichen: Ein Patient hat Arthritis und fühlt sich nach der Magnettherapie erheblich besser. Das bestätigen auch die Studien, die ich im Folgenden kurz beschreibe. Weitere Einzelheiten finden Sie in Kapitel 9.

Studien zur Arthritis

Eine der jüngsten wissenschaftlichen Studien zur Osteoarthritis stammt von den Ärzten David Trock und Richard Markoll. Sie beobachteten, dass eine Therapie mit pulsierenden Magnetkräften die Symptome um etwa fünfzig Prozent linderte.

Sarada Subrahmanyam und Sanker Narayan vom Institut für Magnetbiologie in Madras behandelten tausend Arthritispatienten. 57 bis 80 Prozent der Patienten, die an rheumatoider Arthritis oder Osteoarthritis litten, erhielten ihre Bewegungsfreiheit zum größten Teil zurück und wurden schmerzfrei. Abgesehen von zwei Fällen gab es nach zwei Jahren keine Rückfälle. Einzelheiten finden Sie in Kapitel 9.

Eine weitere sehr positive Studie führte Dr. Benjamin Lau an der Universität von Loma Linda durch. Er behandelte neunzehn Patienten, deren Gelenke stark oder mäßig steif waren. Nach etwa drei Wochen berichteten sechzehn Patienten, die täglich behandelt worden waren, ihre Gelenke seien nicht mehr steif und die Schmerzen seien verschwunden.

In einer anderen Studie an der Sniadecki-Klinik in Wloszcowa, Polen, wurden rund zweihundert Patienten, die an rheumatoider Arthritis erkrankt waren, täglich 20 bis 25 Minuten mit pulsierenden Magnetkräften behandelt. Die Schmerzen ließen meist nach fünf oder sechs Behandlungen nach; dennoch wurden die Patienten insgesamt zehn- bis fünfzehnmal behandelt. Die Magnettherapie war zu 73 Prozent wirksam gegenüber 45 Prozent Wirksamkeit bei einer Kurzwellentherapie einer Kontrollgruppe und die guten Resultate hielten mehrere Monate an.

Keine dieser Studien erwähnt die Polarität, obwohl sie und die Pulsfrequenz sehr wichtig sind. In Zukunft sollten Studien zur Arthritis die Grundsätze berücksichtigen, die ich in diesem Buch beschrieben habe; die Ergebnisse dürften dann noch besser sein. Jeder Patient braucht seine eigene Frequenz und Behandlungsdauer, und man muss zum richtigen Zeitpunkt vom entzündungshemmenden Bionordpol (–) zum heilungsfördernden Biosüdpol (+) übergehen. Wann der Wechsel angezeigt ist, verrät der elektronische Muskeltester oder die Kinesiologie.

Ernährung bei Arthritis

Lebertran

Ein Arzt in Vermont berichtete, Kabeljaulebertran sei bei Arthritis hilfreich. Ein anderer Arzt war skeptisch und probierte es aus. Er konnte die Befunde seines Kollegen bestätigen. Lebertran enthält Vitamin A und D in großen Mengen. Ich nehme ihn seit Jahren und habe festgestellt, dass ich viel seltener erkältet bin und dass meine Haut glatt und gesund bleibt.

Aspirin

Aspirin wird seit vielen Jahren in der Arthritistherapie verwendet. Wenn aber 18 oder 20 Tabletten am Tag notwendig sind, treten unangenehme Nebenwirkungen auf. Es gibt mindestens elf weitere Medikamente, die Arthritis lindern sollen; aber keines kann die Krankheit heilen. Glucosaminsulfat lindert Schmerzen und Entzündungen bei Osteoarthritis, wie Dr. Michael Murray in der Januarausgabe der *Health World* 1994 schrieb. Manchmal gibt man den Kranken Kortison, ein stark entzündungshemmendes Hormon. Wegen seiner schweren Nebenwirkungen ist es aber nur die letzte Zuflucht.

Asthma

Legt man einen Bionordpol (–) auf die Brust, lassen asthmatische Beschwerden manchmal innerhalb von Minuten nach. Dr. Broeringmeyer empfiehlt, gleichzeitig einen roten (+) Pol auf dem Rücken anzubringen. Asthma sollte man so früh wie möglich und regelmäßig – also auch zwischen den Anfällen – behandeln.

Testen Sie zusätzlich die Nebennieren mit einem roten oder blauen Pol und dem Muskeltest, um herauszufinden, ob eine magnetische Stimulation notwendig ist (siehe Nebennierenunterfunktion). Die Nebennieren erzeugen Kortison, das Entzündungen hemmt. Kalte Duschen und Schwimmen in kaltem Wasser regen die Nebennieren ebenfalls an.

Unterdrückte Wut kann die Nebennieren und damit die Bildung von Kortison hemmen und Asthmasymptome verstärken. Darum können Asthmatiker von einer Psychotherapie profitieren.

Bei Bronchialasthma kleben Akupunkteure kleine Magnete auf die Punkte des Lenker-Gefäßes LG-22, LG-17, LG-14 und so weiter.

Denise Perron, eine Chiropraktikerin in Montreal, behandelt asthmatische Kinder mit Magneten. Wie sie mir berichtete, sind die Ergebnisse gut, wenn sie die Füße mit pulsierenden Magnetfeldern behandelt.

Augenbeschwerden

Möglicherweise kann die Magnettherapie den grauen Star lindern. Wissenschaftliche Studien sind mir zwar nicht bekannt, aber es gibt viele anekdotische Berichte. Davis und Rawls stellten eine Verbesserung bei 60 Prozent und eine Heilung bei 20 Prozent Ihrer Patienten fest (sie behandelten mit dem Bionordpol).

Vor etwa zehn Jahren begann ich Flecke vor den Augen zu sehen, und ich sah die winzigen elektronischen Teile meiner Forschungsinstrumente nicht mehr scharf. Nach einigen Behandlungen mit dem Bionordpol (–) eines Magneten verschwanden die Flecke und die Akkomodation verbesserte sich.

Man kann Brillen mit winzigen Magneten am Gestell kaufen. Die Hersteller behaupten, dass sie den Augen gut tun, und wahrscheinlich stimmt das. Kurzsichtigkeit lässt sich mit Magnettherapie anscheinend nicht lindern.

Blasenschwäche

Walter Rawls, ein amerikanischer Pionier der Magnettherapie, ist der Meinung, dass man eine schwache Harnblase stärken kann, wenn man sie täglich mit dem Biosüdpol (+) eines Magneten behandelt. Da es sich hier nicht um eine akute oder chronische Verletzung handelt, liefert der Muskeltest möglicherweise kein klares Ergebnis. Sie müssen also selbst experimentieren.

Der Biosüden auf dem Körper oberhalb der Blase könnte die Produktion von Geschlechtshormonen überstimulieren. Außerdem besteht die Gefahr, dass er Prostatabeschwerden, auch Krebs, verschlimmert. Darum sollten ältere Männer die Prostata untersuchen lassen, bevor sie den Blasenbereich mit dem Biosüden behandeln.

Bluthochdruck

Überaktive Nebennieren können den Blutdruck erhöhen. Ein einfacher Magnettest gibt darüber Auskunft. Seelische Faktoren spielen oft ebenfalls eine Rolle, und in diesem Fall kann Biofeedback sehr hilfreich sein.

Man kann Bluthochdruck auch am Akupunkturpunkt Di-11 (Dickdarm) behandeln, der sich außen an beiden Ellbogen befindet. Kleben Sie kleine Magnete so darauf, dass der Bionordpol (–) dem Körper zugewandt ist, und lassen Sie sie einen oder zwei Tage wirken.

Cholesterinspiegel, hoher

Wissenschaftler untersuchen derzeit, ob Magnete wirksam sind. Laut Dr. Philpotts *Biomagnetic Therapy Handbook* ist eine Behandlung mit dem Bionordpol hilfreich. Leider gibt er nicht an, welche Stelle des Körpers er behandelt hat. Wahrscheinlich muss man das gesamte Blut behandeln, was durch Auflegen von Magneten (mit dem Bionordpol [–]) in der Herzgegend geschehen kann. Große, starke Magnete über dem Herzen können allerdings Benommenheit auslösen.

Chronisches Erschöpfungssyndrom

Bei Menschen mit dieser Krankheit ist fast jedes Organ entweder zu aktiv oder nicht aktiv genug. Das zeigt auch die Magnetdiagnose. Offenbar ist dieser extreme Zustand beim chronischen Müdigkeits-Syndrom (CMS) typisch.

Wenn ein Organ unter- oder überaktiv ist, versucht ein anderes, den Mangel oder Überschuss auszugleichen. Das ist ein natürlicher Vorgang; aber beim CMS gerät er aus den Fugen, oder der Körper ist zu schwach, um die Ausgewogenheit wiederherzustellen. Wenn Sie mit Hilfe der Magnetdiagnose festgestellt haben, ob ein Organ unter- oder überaktiv ist, können Sie es mit der richtigen Polarität behandeln. Mit pulsierenden Magnetkräften dauert die Behandlung 15 bis 30 Minuten, mit Permanentmagneten eine Stunde oder länger.

Wiederholen Sie die Diagnose alle ein bis zwei Tage, und ändern Sie die Polarität bei Bedarf. Bei jeder Diagnose werden Sie weniger gestörte Organe finden, und eines Tages befindet sich der ganze Organismus wieder im Gleichgewicht. Das kann innerhalb von sieben bis zehn Tagen der Fall sein, und wenn der Patient normalerweise gesund und vital ist, kann er dieses Gleichgewicht beibehalten.

Margie, die ich diagnostiziert und behandelt hatte, erholte sich innerhalb einer Woche vollständig. Ein Jahr später besuchte ich sie und erfuhr, dass sie keinen einzigen Rückfall gehabt hatte.

Auch andere Therapeuten berichten von Erfolgen der Magnettherapie beim CMS. Nach Washnis und Hricak (1994) wird die Magnettherapie in Japan und einigen anderen Ländern sehr häufig angewandt. Sie berichten von CMS-Kranken, die regelmäßig auf magnetischen Matratzenauflagen schlafen und deren Symptome sich bessern. Dr. Philpott erzielte Erfolge, als er allein die Zirbeldrüse mit dem Bionordpol behandelte. Wenn diese wichtige Drüse normal arbeitet, profitieren alle anderen Drüsen davon. Dr. Bonlie behandelte sechs CMS-Fälle erfolgreich mit einer magnetischen Matratzenauflage und einem magnetischen Hals- oder Armband.

Diese eher generellen Therapien wirken also auch – aber eine präzise Behandlung, die sich auf eine Magnetdiagnose des gesamten endokrinen Systems stützt, ist sicherlich vielversprechender.

Diabetes

Manchen Diabetikern geht es besser, wenn sie einen Magneten mit dem (+)-Pol zweimal täglich dreißig Minuten lang über die Bauchspeichendrüse legen. Das regt die Drüse an, mehr Insulin zu bilden, sodass weniger Insulin injiziert werden muss.

Testen Sie auch die Nebennieren, denn zwischen ihnen und dem Pankreas besteht eine Verbindung: Wenn die Nebennieren überaktiv sind, erschlafft das Pankreas. Die Folge ist ein niedriger Blutzuckerspiegel, der bisweilen fälschlich als Diabetes diagnostiziert wird. Wenn die Nebennieren überaktiv sind, kann der Bionordpol sie beruhigen.

Bei ängstlichen oder gestressten Menschen ist Selbsthypnose hilfreich. Das Ziel besteht darin, die Insulinmenge zu verringern, die der Kranke sich spritzen muss, denn zuviel Insulin hat unerwünschte Nebenwirkungen.

Jede Selbstbehandlung bei Diabetes sollte von einem Arzt überwacht werden, der bei Bedarf auch den Blutzuckerspiegel kontrolliert. Die Magnettherapie ist bei nicht insulinpflichtigen Patienten wahrscheinlich wirksamer.

Gehirnverletzungen

Siehe Kopfverletzungen, Seite 85.

Geschwüre

Wenn die Nebennieren zu viele Glukokortikosteroide produzieren, bildet der Magen zuwenig Schleim, der ihn vor der Salzsäure schützt. In diesem Fall können sich Geschwüre entwickeln. Testen Sie also die Nebennieren, wie in Kapitel 4 beschrieben, und behandeln Sie sie bei Bedarf. Ein Magnet mit dem Bionordpol (–) über dem Geschwür ist ebenfalls hilfreich. Albert Davis und Walter Rawls empfehlen außerdem Trinkwasser, das mit dem Bionordpol (–) behandelt wurde.

Menschen, die zu Geschwüren neigen, sind oft hyperaktiv und temperamentvoll. Stressabbau durch Entspannung, Meditation oder Selbsthypnose ist dann meist wirksamer als eine Diät oder Medikamente. Auch Autosuggestion kann sehr wirksam sein: „Ich nehme mir Zeit, damit mein Körper sich selbst heilen kann." Diese Worte habe ich den

Schriften von Edgar Cayce entnommen und in eines meiner Hypnosebänder eingefügt.

Hämorrhoiden

Entzündungen behandelt man mit dem Bionordpol (–). Sie können sich auf einen kleinen Magneten setzen, zum Beispiel auf einen Scheibenmagneten mit 650 bis 1000 Gauß. Jeder Fall liegt anders, und darum ist auch die Behandlungsdauer unterschiedlich.

Jet Lag

Wenn Sie perlengroße Magnete, wie Akupunkteure sie benutzen, auf bestimmte Akupressurpunkte kleben, können Sie den Jet Lag lindern. Diese Punkte sind der Lebermeridian Le-3 zwischen der großen Zehe und der zweiten Zehe, und dem Dickdarmmeridian Di-4 in der Mitte des Häutchens zwischen Daumen und Zeigefinger. Nehmen Sie die Magnete ab, wenn Sie schlafen, denn sie halten wach. Man kann sie abgepackt mit Klebeband kaufen. Die Gauß-Stärke ist nicht entscheidend, aber eine größere Stärke könnte wirksamer sein.

Ich trug einen Bionordmagneten (–) an der Brust, als ich neulich bei Tag quer über die USA flog. Der Magnet machte mich schläfrig. Ich schlief einige Stunden und wachte am Ende des Fluges erfrischt und tatendurstig auf. Experimentieren Sie selbst!

Karpaltunnelsyndrom

Bei diesen Beschwerden helfen Bänder, die man um die Handgelenke wickelt und die kleine Magnete enthalten. Es gibt mehrere Typen mit drei verschiedenen Anordnungen: Bionorden am Körper, Biosüden am Körper oder beide abwechselnd. Was ein Patient braucht, hängt vom Zustand des Gelenks ab. Zur Vorbeugung ist der Biosüdpol (+) am besten geeignet. Leichte Symptome können beide Polaritäten gemeinsam lindern. Bei Entzündungen und Schmerzen ist meist der Bionordpol (–) wirksamer. Nutzen Sie im Zweifel die Magnetdiagnose. Stärkere, pulsierende Magnetkräfte können auch in schweren Fällen nützlich sein, weil sie die Durchblutung des Gelenks fördern.

Rena Davis, eine Irisdiagnostikerin in Oregon, hat festgestellt, dass die kleinen Scheibenmagneten mit mehreren Polen auf derselben Seite beim Karpaltunnelsyndrom hilfreich sind. Es kann aber sein, dass der Patient seine Arbeit zumindest zeitweilig nicht fortsetzen darf.

Auch die Lasertherapie wird heute beim Karpaltunnelsyndrom angewandt. Die Chiropraktikerin Tracy Standridge berichtet, dass das kalte Licht eines Lasers bis zu acht Zentimeter tief in die Haut eindringen und die Durchblutung steigern kann, sodass die Heilung beschleunigt wird.

Kniebeschwerden

Knie sind empfindlich, und oft treten mehrere Probleme gleichzeitig auf. Manchmal hilft die Magnettherapie, manchmal sind elektrische Ströme wirksam.

Sie können eine Bandage kaufen, die viele kleine Magnete enthält. Man bekommt sie in drei Ausführungen: mit dem Bionordpol oder dem Biosüdpol am Körper oder in abwechselnder Folge. Am besten wäre es, wenn Sie alle drei Typen zuerst testen würden. Ich habe diese Bandage mit mäßigem Erfolg benutzt. Sie ist bequem zu tragen, wenn das Knie schmerzt und man viel gehen muss.

Vor einigen Jahren überlastete ich mein Knie beim Schwimmen. Es tat weh, und ich konnte nur mühsam gehen. Ein kleiner, aber starker Neodymmagnet half nicht, auch nicht der *Pulsar* mit seinem schwachen pulsierenden Feld. Einen Monat später schmerzte das Knie immer noch. Dann probierte ich es mit dem *Power Pulsar*, der eine viel größere Kraft über eine größere Fläche erzeugt. Zuerst legte ich den Bionordpol eine Woche lang täglich dreißig Minuten auf – aber die Schmerzen wurden sogar ein wenig stärker. Dann versuchte ich es mit dem Biosüdpol, und schon nach zwei Behandlungen konnte ich wieder joggen und schwimmen. Dieses Knie hatte mehrere Jahre lang ein wenig geschmerzt.

Der Muskeltest ergab, dass der Biosüdpol mir helfen konnte. Da aber einige Magnettherapeuten behaupten, man solle nur den Bionordpol am Körper anwenden, wollte ich selbst einen Test machen. Das Ergebnis bestätigte, was ich immer wieder beobachtet habe: Viele Beschwerden, vor allem chronische, sprechen gut auf den Biosüdpol (+) an, nicht auf den Bionordpol.

Manchmal können elektrische Ströme Kniebeschwerden lindern. Natürlich können Sie beide Verfahren ausprobieren. Meist wird die negative elektrische Polarität an der schmerzenden oder verletzten Stelle angewandt. (Mit geeigneten Elektroden können Geräte, die pulsierende Magnetkraft erzeugen, auch pulsierende elektrische Ströme abgeben.)

Chiropraktik kann ebenfalls helfen, nicht nur dem Knie, sondern auch dem Rücken. Manchmal sind Fehlstellungen im Fuß, im Knöchel, im Rücken oder im Becken an Kniebeschwerden schuld, und es genügt nicht, ein einzelnes Symptom zu behandeln. Wenn Sie ein Knie erfolgreich mit einem Magneten behandelt haben, die Schmerzen aber nach einigen Tagen wiederkommen, sollten Sie das ganze Bein und den unteren Rücken von einem Chiropraktiker untersuchen lassen. Vielleicht brauchen Sie Schuheinlagen oder einen bequemeren Stuhl.

Ein Akupunkteur sagte mir, ein Knie könne auch deshalb schmerzen, weil die Nieren gestört sind. Testen Sie also auch die Nieren.

Kopfschmerzen

Kopfschmerzen kann man oft, aber nicht immer, mit Magnetfeldern lindern, meist innerhalb von wenigen Minuten. In der Regel ist der Bionordpol zu empfehlen. Wenn Sie schon beim ersten Anzeichen einer Verspannung behandeln, haben Sie größere Chancen auf Erfolg, als wenn Sie so lange warten, bis Ihnen der ganze Kopf brummt.

Stressbedingte Kopfschmerzen und Schmerzen, deren Ursache überlastete Augen sind, lassen sich mit einem Magneten (Bionordpol, –) auf der Stirn meist rasch lindern.

Bei Migräne ist manchmal die Behandlung des ganzen Kopfes notwendig, sonst verlagern sich die Schmerzen nur, anstatt zu verschwinden. Behandeln Sie also auch schmerzlose Stellen regelmäßig.

Magnetische Stirnbänder sind leicht erhältlich, aber Sie können ein solches Band auch selbst herstellen. Kleben Sie kleine Magnete außen an eine Mütze (der Bionordpol zeigt zum Kopf). Markieren Sie die Pole zuvor, und testen Sie die korrekte Polarität genau.

Wenn Kopfschmerzen nicht sofort auf eine Magnettherapie ansprechen, sollten Sie im restlichen Körper nach einer möglichen Ursache suchen. Manchmal hilft es, wenn Sie Magnete auf Akupunkturpunkte an der Innenseite beider Handgelenke legen, etwa 5 cm oberhalb des Gelenks.

Kopfschmerzen können auch mit Leber- oder Darmstörungen zusammenhängen. Testen Sie die Leber und den Dickdarm wie in Kapitel 4 beschrieben, um eine Unter- oder Überfunktion festzustellen. Behandeln Sie dann mit Scheibenmagneten, und bringen Sie einen über und einen unter der Kleidung an, sodass sie an Ort und Stelle bleiben. Man sieht sie nicht, und sie haften auch, wenn Sie sitzen oder gehen.

Kopfverletzungen

Da Magnetkräfte die Durchblutung einer behandelten Körperpartie verbessern, nimmt das Gewebe mehr Sauerstoff auf, und einige biochemische Abläufe (z. B. die Zellteilungsrate und die Enzymaktivität) werden beschleunigt. Der Gedanke, dass die Magnettherapie bei Verletzungen nützlich sein kann, liegt also auf der Hand. Walter Rawls, der Pionier der Magnettherapie, meinte, Kopfverletzungen ließen sich mit Magneten heilen. Immerhin gibt es eine Studie über die Regeneration von Nerven bei Ratten, die mit Magneten behandelt wurden (Ito 1983). Wahrscheinlich ist das auch bei Menschen möglich.

Eine andere Studie leitete M. Sambasivan 1988 in Indien. Er teilte hundert Patienten in zwei Gruppen ein. Eine Gruppe wurde behandelt, die andere nicht. Der Zustand der behandelten Patienten verbesserte sich. Leider weiß ich nicht, wie stark die Magnetkraft war und welche Frequenzen benutzt wurden.

Seien Sie aber vorsichtig. Wenn Sie großflächige Magnete mit mehr als tausend Gauß länger als 10 bis 15 Minuten auf den Kopf legen, können Kopfschmerzen und endokrine Störungen die Folge sein. Ich empfehle einen Pulsar, der nur drei Gauß erzeugt. Günstig dürfte ein pulsierendes Magnetfeld mit einer Frequenz von 10 Hertz sein, weil dies auch die Frequenz der Alphawellen im Gehirn ist, wenn wir meditieren oder träumen.

Behandeln Sie bei Kopfverletzungen auch die Brust mit dem roten Pol, um das Blut mit Sauerstoff anzureichern. Ein erneutes Durchleben eines Unfalls kann ebenfalls hilfreich sein (siehe Kapitel 8).

Krebs

Es gibt viele positive Berichte über die Anwendung von Magneten in der Krebstherapie (siehe Kapitel 9). Alle Magnettherapeuten stimmen darin überein, dass man Krebs *nur* mit dem Bionordpol (–) behandeln darf, weil der Biosüdpol die Teilung von Krebszellen und somit das Tumorwachstum fördern kann.

Wir können jedoch dem Körper helfen, Krebszellen zu zerstören, indem wir mit dem *Biosüdpol (+) die Thymusdrüse anregen,* die das Immunsystem steuert. Die Stimulierung der Leber hilft diesem Organ, Giftstoffe unschädlich zu machen. Wir dürfen alle Organe und Drüsen mit dem Biosüdpol behandeln, sofern kein Tumor in der Nähe ist oder sich im ganzen Körper Metastasen gebildet haben. Stellen Sie mit dem Magnettest fest, welche Organe und Drüsen welche Polarität brauchen.

Wenn im Brustbereich kein Krebs vorhanden ist, sollte man die Herzgegend mit dem Biosüdpol behandeln, um die Durchblutung und Sauerstoffversorgung des Körpers zu steigern. Eine höhere Sauerstoffzufuhr hilft den Zellen, ihre Aufgaben zu erfüllen.

Wenn Sie Krebs haben, ist eine sofortige Behandlung sehr wichtig. Verlieren Sie keine Zeit damit, Berichte zu lesen (sie kommen alle zu positiven Ergebnissen). Die Grundlagen sind heute so gut belegt, dass eine umsichtige Magnettherapie jede andere medizinische Therapie sinnvoll ergänzen kann.

Natürlich dürfen wir mit lebensbedrohende Krankheiten nicht herumexperimentieren. Leider gibt es nur wenige Magnettherapeuten, die zugleich Ärzte sind, und die amerikanische Gesundheitsbehörde hat die Magnettherapie bisher nur zur Heilung von Knochenbrüchen zugelassen, sodass krebskranke Amerikaner nach Mexiko reisen müssen, um sich behandeln zu lassen (dort wird die Magnettherapie in einigen Kliniken routinemäßig angewandt).

Der schwedische Wissenschaftler Goesta Wollin erzielte in der Krebstherapie beachtliche Erfolge mit starken Neodymmagneten, deren Bionordpol er unmittelbar über Tumoren anbrachte. Seine Arbeit war das Thema eines langen Artikels in *Magnets in Your Future* (April 1988).

In Deutschland werden Patienten seit vielen Jahren mit Magneten behandelt. Nach einem mir vorliegenden Bericht behandelte der schwedische Ingenieur Ivan Troenig zwanzig Jahre lang mit Magneten und erzielte damit recht gute Ergebnisse bei Krebskranken. Im Jahr 1983 begann er stärkere Geräte zu verwenden, die er selbst gebaut hatte, und die Resultate wurden viel besser. Achtzig Prozent seiner Patienten, die seine Geräte zu Hause benutzten, wurden gesund. Die Behandlung zu Hause ist günstiger, weil sie täglich mehrere Stunden lang erfolgen und der Kranke dabei im Sitzen arbeiten kann. In dem Bericht heißt es, je stärker die Magnetkraft sei, desto größer sei die therapeutische Wirkung. Nach Troenig ist eine Ganzkörpertherapie wirksamer, selbst wenn der Krebs nur einen bestimmten Körperteil befallen hat. Troenig benutzte dabei eine Magnetstärke von 200 bis 300 Gauß, und er entwickelte ein Gerät (die so genannte Krebskanone), das eine starke, schmale Magnetkraft von 1000 Gauß auf der Oberfläche des Pols erzeugte.

Ein Kräutertee namens Essiac hat bei Krebs offenbar eine erstaunliche gute Wirkung.

Krebsvorbeugung

In einer der verblüffendsten Studien wurden Mäuse mit einer Kombination von pulsierenden Magnetkräften (1200 Gauß) und elektromagnetischen Wellen von 17 Megahertz und 9 Gigahertz bestrahlt. Diese Mäuse erkrankten nicht, wenn man ihnen Krebszellen injizierte. Die gleiche Behandlung wirkte auch bei Kaninchen.

Um Brustkrebs zu verhindern, wurde in China ein magnetischer Büstenhalter entwickelt. Die Magnete sind in kleinen Taschen enthalten. In einem Zeitungsartikel vom 17. Juli 1990 zitiert Dr. Bruno Grosse einen der chinesischen Ärzte, die diese Büstenhalter in einer Pekinger Klinik getestet haben: „Bisher haben wir noch keine einzige Frau gesehen, der das Tragen dieses Büstenhalters nichts genützt hätte – und wir haben Hunderte getestet. Weitere Studien belegen, dass der magnetische Büstenhalter Knoten in den Brüsten zum Schrumpfen bringt. Vorbeugung ist die beste Medizin, wenn es um Krebs geht." Der Bionordpol (–) wäre hier angezeigt, da Frauen oft kleine, gutartige Knoten in der Brust haben, aus denen sich ein Tumor entwickeln könnte, wenn man sie mit dem Biosüden behandeln würde.

Richard Broeringmeyer schrieb im *Bioenergy Health Newsletter* vom Dezember 1985 einen vorzüglichen Artikel über Gesundheit, Alterung und Krebsvorbeugung.

Leberkrankheiten

Regen Sie eine träge Leber mit dem roten (+) Pol an, und unterstützen Sie eine infizierte Leber mit dem blauen (–) Pol. Die Leber ist ein großes Organ, sodass kleine Magnete wahrscheinlich nicht die ganze Leber beeinflussen können. Am besten nehmen Sie also einen großflächigen Magneten und behandeln ein- oder zweimal am Tag bis zu eine Stunde lang. Der Muskeltest sagt Ihnen, welche Polarität Sie brauchen.

Essen Sie abends keinen Zucker, denn die Leber muss unverbrauchten Zucker speichern, und es kann sein, dass Sie mit dunklen Ringen unter den Augen aufwachen, da die Leber mit den Augen verbunden ist.

Magenbeschwerden

Akute Magenbeschwerden können auf eine Störung des Säure-Basen-Gleichgewichts oder auf einen Mangel an Verdauungssäften zurückzuführen sein. Ein großflächiger, mittelstarker Magnet hilft oft innerhalb von wenigen Minuten. Prüfen Sie mit dem Muskeltest, welche Polarität Sie brauchen.

Menstruationskrämpfe

Der Bionordpol (–) kann Krämpfe meist innerhalb von Minuten lindern. Wenn Sie seelisch aufgewühlt sind, ist eine gründliche Magnetdiagnose des endokrinen Systems und die Behandlung jeder gestörten Drüse notwendig.

Migräne

Siehe Kopfschmerzen, Seite 84.

Multiple Sklerose

Gute Ergebnisse sind zu erwarten, wenn man die ganze Wirbelsäule und die Schädelbasis mit dem anregenden Biosüdpol (+) behandelt. Pulsierende Magnetkräfte sind wirksamer als Dauermagnete; aber Sie können beide benutzen.

Eine der sorgfältigsten Doppelblind-Studien zur Magnettherapie verdanken wir Forschern in der Tschechoslowakei. Sie erzielten bei den meisten ihrer 124 MS-Patienten positive Resultate. Die Patienten befanden sich im Krankenhaus, was darauf schließen lässt, dass sie sich im fortgeschrittenen Stadium der Krankheit befanden.

Die Patienten wurden fünfzehn Tage lang einmal täglich am oberen und unteren Rücken und an den Beinen behandelt. (Meiner Erfahrung nach ist oft auch eine Behandlung der Schädelbasis notwendig.) Die Ärzte behandelten mit einer 300-Hertz-Sinuswelle und 2 bis 50 Pulsen je Sekunde. Dabei entstand ein Feld von 60 Gauß, was für ein pulsierendes Feld viel ist. Bei 80 Prozent der Patienten besserte sich der Zustand. Nach 4 bis 12 Wochen ließ die Wirkung der Therapie allmählich nach; sie ließ sich aber durch weitere Behandlungen wiederherstellen.

Mit modernen Geräten wären die Ergebnisse vielleicht noch besser gewesen. Die Literatur und meine eigene Erfahrung zeigen, dass eine 300-Hertz-Sinuswelle, die vermutlich alternative Polaritäten erzeugt, nicht so wirksam ist wie eine 16-Hertz-Welle mit nur einer Polarität. In weniger schweren Fällen kann der Patient Dauermagnete mit der richtigen Polarität täglich viele Stunden lang tragen und davon profitieren. Allerdings kann das Gewicht problematisch sein, weil die ganze Wirbelsäule behandelt werden muss.

Wenn die Polarität korrekt ist, sind auch Magnetstäbe oder -decken nützlich.

Nackenschmerzen

Nacken- und Schulterschmerzen lassen sich oft mit einem magnetischen Halsband lindern. Solche Halsbänder gibt es seit 1600 Jahren, und Studien belegen, dass sie sehr wirksam sind. Da viele Menschen einen steifen Hals bekommen, weil sie lange fahren, sitzen oder am Bildschirm arbeiten, können magnetische Halsbänder heute gute Dienste leisten.

Einmal trug ich ein magnetisches Halsband versuchsweise mehrere Tage lang. Am vierten Tag konnte ich den Hals so weit drehen, dass ich durch die Heckscheibe meines Kombis schauen konnte. Mein Hals war eindeutig flexibler geworden. Über Studien mit magnetischen Halsbändern berichte ich in Kapitel 9.

Nebennieren-Unterfunktion

Magnete können die Nebennieren anregen oder beruhigen. Diese Organe befinden sich einige Zentimeter oberhalb der Taille auf dem Rücken, knapp über den Nieren. Nach Dr. Mary Broeringmeyer kann man sie stimulieren, indem man Magnete auf die Testpunkte unterhalb der Schulterblätter legt.

Die Anregung oder Beruhigung der Nebennieren und anderer Drüsen durch Magnete hilft möglicherweise nur vorübergehend, weil der Körper sich daran gewöhnt.

Die endokrinen Drüsen sind ein Team. Darum sollten Sie alle Drüsen überprüfen, wie ich es in Kapitel 4 beschreibe. Wenn die Nebennieren zu stark angeregt werden, lässt die Aktivität des Pankreas nach (siehe auch Diabetes, Seite 81). Testen Sie also die Nebennieren und anderen Drüsen immer wieder, um nicht des Guten zuviel zu tun.

Behandeln Sie keine Drüse und kein Organ jeden Tag mit großen oder starken Neodymmagneten. Sie können zwar kaum schaden, aber sie stimulieren vielleicht ein Organ zu stark und bringen dadurch das ganze endokrine System aus dem Gleichgewicht. Zum Glück ist der Organismus so ausgewogen, dass die übermäßige Anregung mit Magneten meist nicht schadet – sie ist nur unwirksam.

Viele Leute glauben, ihre Nebennieren seien erschöpft. Diese Drüsen sind komplexe Gebilde. Sie stellen 22 oder mehr verschiedene Hormone her, die man in zwei Gruppen einteilen kann. Normalerweise besteht zwischen beiden Gruppen – den Glukokortikosteroiden und den Mineralkortikosteroiden – ein Gleichgewicht. Wenn die Nebennieren jedoch krank sind, produzieren sie die eine oder andere Kategorie möglicherweise in zu geringem Umfang. Solche Defizite können zu allgemeinen Gesundheitsstörungen führen. Die folgende Tabelle gibt einen Überblick – aber es gibt auch Ausnahmen, da der Körper ein komplexes System mit vielen Wechselwirkungen ist.

Mangel an **Glukokortikosteroiden**	Mangel an **Mineralkortikosteroiden**
Asthma	Bluthochdruck
Ekzeme	Gicht
Allergien	Arthritis
	Geschwüre

Wenn Ihr Problem eindeutig in die rechte oder linke Seite der Tabelle fällt, kann eine Psychotherapie nützlich sein. Angenommen, Sie neigen dazu, Wut in sich hineinzufressen. Dann leiden Sie möglicherweise an Allergien, was auf einen Mangel an Glukokortikosteroiden hinweist. In diesem Fall sind Therapien wie Bioenergetik, Psychomotorik, Urschrei, Bewegungstherapie und Sport nützlich. Wenn Sie leicht die Selbstbeherrschung verlieren, ist hoher Blutdruck wahrscheinlicher als die anderen Symptome in der rechten Spalte. Stressabbau durch Selbsthypnose, Meditation und Entspannung ist hier zu empfehlen (siehe Kapitel 8).

Nierenbeschwerden

Diagnostizieren Sie wie in Kapitel 4 beschrieben, und behandeln Sie entsprechend. Bei Infektionen hilft der Bionordpol (–), bei Unterfunktion der Biosüdpol (+). Scheibenmagnete können Sie stundenlang tragen, größere Magnete ein- oder zweimal täglich 15 bis 30 Minuten auflegen.

Operationen

Manchmal sind Operationen unvermeidlich. In solchen Fällen können Magnetfelder die Genesung beschleunigen und Narbengewebe reduzieren. Meist reagiert der Körper gut auf den Bionordpol (–), solange Schmerzen und Entzündungen vorhanden sind. Danach ist oft der Biosüdpol (+) günstiger. Es kommt aber auch auf die Art des Eingriffs an. Nach einer Krebsoperation wäre es nicht sinnvoll, mit dem Biosüdpol zu behandeln. Das gleiche Prinzip gilt auch bei kleinen Verletzungen und Wunden.

Pankreasunterfunktion

Den Pankreas kann man mit dem Biosüden (+) anregen. Diese Drüse liegt knapp drei Zentimeter über dem Nabel, zweieinhalb Zentimeter links. Tragen Sie über und unter der Kleidung ein Paar Scheibenmagnete (3 cm Durchmmesser) mehrere Stunden lang. Die Nebennieren können ebenfalls beteiligt sein, weil zwischen beiden Organen eine Verbindung besteht (siehe auch Nebennieren-Unterfunktion, Seite 90 und Diabetes, Seite 81).

Prämenstruelles Syndrom

Siehe Menstruationskrämpfe, Seite 88.

Prostatavergrößerung

Tumore in dieser Drüse kommen bei älteren Männern recht häufig vor. Man kann sie täglich eine oder zwei Stunden mit den Bionordpol (–) behandeln. Am bequemsten ist es, wenn Sie auf einem Magnetkissen sitzen und ein Handtuch oder ein leichtes Kissen darauf legen. *Behandeln Sie Tumore nie mit dem Biosüdpol!*

Rückenverletzungen und chronische Rückenschmerzen

Rückenbeschwerden können verschiedene Ursachen haben. Manchmal sind die Hüften oder das Becken verschoben, vor allem dann, wenn die Schmerzen im unteren Rücken und an einer Seite auftreten. Vielleicht wurden Muskeln gezerrt und dadurch Wirbel verschoben. Es ist ratsam, einen Chiropraktiker zu konsultieren.

Eine häufige Ursache ist Übergewicht. Der Rücken ist nicht für einen dicken Bauch geschaffen, der den Tragwinkel verschlechtert. Es gibt keine Knochen, die den Bauch stützen!

Ein unzureichender Muskeltonus kann Rückenschmerzen verschlimmern. Mäßiger Sport und spezielle Bewegungsübungen tragen dazu bei, die Muskeln zu kräftigen und die Beschwerden zu lindern. In meinem Büchlein *Ways to Relieve Stiff Necks and Stiff Backs* habe ich Bewegungsübungen für den Rücken beschrieben.

Magnetkräfte können den Hüftknochen oder die Wirbelsäule nicht einrichten und Muskeln nicht kräftigen. Sie sind aber nützlich, wenn Rückenschmerzen die Folge einer Verletzung sind, selbst wenn die Verletzung alt ist (Studien und Fallbeispiele finden Sie in Kapitel 9).

Um Rückenbeschwerden zu behandeln, legen Sie Magnete oben und unten auf die Wirbelsäule und auf den Scheitel. Der Muskeltest sagt Ihnen, welche Polarität die richtige ist. Magnetische Kleidungsstücke können ebenfalls nützlich sein, vor allem ein Gürtel, der kleine Scheibenmagnete enthält. Diese Magnete wenden dem Körper meist den Bionordpol oder abwechselnd den Bionordpol und den Biosüdpol zu. Muskeltests haben mir jedoch gezeigt, dass oft der Biosüden benötigt wird, vor allem bei alten Verletzungen oder chronischen Rückenschmerzen. Man kann den Gürtel auch umdrehen.

Viele Patienten sind ihre Rückenbeschwerden losgeworden, seitdem sie auf einer magnetischen Matratzenauflage schlafen. Ich kann das bestätigen, weil ich selbst oft auf einer Magnetdecke schlafe. Aus meinen Erfahrungen mit Muskeltests schließe ich allerdings, dass Magnetdecken nur in bestimmten Fällen helfen.

Es gibt zwei wissenschaftliche Studien zur Magnettherapie bei Rückenbeschwerden. Der japanische Arzt T. Okinio benutzte Magnete in Gipsverbänden und sein Kollege Y. Ooi einen Magnetgürtel. Beide hatten Erfolg; aber Gürtel sind leichter anzuwenden.

Schlafstörungen

Der Bionordpol (–) kann Schlafstörungen lindern. Am zweckmäßigsten ist eine magnetische Matratzenauflage, außer wenn bestimmte Körperstellen mit dem Biosüdpol behandelt werden müssen, etwa bei Arthritis. Der Bionordpol könnte diese Beschwerden verschlimmern. Einmal hatte ich Schnupfen und benutzte meine Magnetdecke als Einschlafhilfe. Es klappte sehr gut, aber um drei Uhr nachts begann eines meiner Kniegelenke zu schmerzen. Ich musste ein paar Tage auf die magnetische Matratzenauflage verzichten und das Knie mit Biosüdkräften behandeln.

Sie können auch die Brust fünfzehn Minuten lang mit dem Bionordpol behandeln, bevor Sie schlafen gehen. Das beruhigt die Gefühle.

Manche Leute legen große, starke Bionordmagnete um den Kopf, damit sie besser einschlafen. Das könnte helfen, kann aber auch das endokrine System durcheinander bringen, wenn man es jeden Abend tut.

Schleudertrauma

Eine Behandlung der Halswirbelsäule durch den Chiropraktiker kann hilfreich sein. Wenn aber noch Schmerzen und Entzündungen vorhanden sind, sollte man sie zuerst mit dem Bionordpol (–) lindern. Sobald sie abgeklungen sind, eine Röntgenaufnahme gemacht wurde und die chiropraktische Behandlung beendet ist, kann der Biosüdpol (+) nützlich sein. Machen Sie auf jeden Fall vorher den Muskeltest.

Einer Frau, deren Hals mit pulsierenden Magnetkräften behandelt wurde, ging es schon nach zwei Sitzungen besser. Sie hatte seit einem Monat an einem Schleudertrauma gelitten und zahlreiche andere Therapien erfolglos probiert. Nach einer deutlichen Besserung ist es ratsam, ein magnetisches Halsband zu tragen.

Schultersteifheit und -schmerzen

Wenn die Schulter schmerzt, sollten Sie die Spitze der Wirbelsäule testen, denn die eigentliche Ursache der Schmerzen sind oft verschobene Wirbel, die auf Nerven drücken, sodass diese dem Gehirn Fehlsignale übermitteln. Eine Magnettherapie hilft nicht immer, aber ein Chiropraktiker hat wahrscheinlich Erfolg.

Magnetische Halsbänder sind bei Schulterschmerzen oft sehr wirksam (siehe Nackenschmerzen, Seite 89).

Star

Siehe Augenbeschwerden, Seite 78.

Stirnhöhlenbeschwerden

Magnetfolien oder kleine Magnete kann man unmittelbar über die Nebenhöhlen legen oder kleben. Meist ist der Bionorden (–) angezeigt, weil die Schleimhäute entzündet sind. Meiner Erfahrung nach bessert sich der Zustand oft nur vorübergehend. Eine sorgfältige Untersuchung des gesamten endokrinen Systems ist zu empfehlen. Dr. Broeringmeyer berichtet, dass eine Magnetbehandlung der Nieren manchmal Stirnhöhlenbeschwerden lindert oder heilt.

Stress

Stress ist eine körperliche oder seelische Überbelastung. Wenn Sie den Rücken, die Knie, die Brust, die Augen, die Zähne, den Hals und so weiter mit Magneten behandeln, entspannt sich der Körper. Der Bionordpol (–) lindert Schmerzen, und der Biosüdpol (+) kräftigt den Körper, sodass er Stress besser bewältigen kann.

Ich rate davon ab, jeden Tag Magnete anzuwenden, um Stress zu lindern. Nur wenn Sie Ihre Lebensweise ändern, können Sie die Wurzel des Problems beseitigen. Selbsthypnose kann Ihnen helfen, schlechte Gewohnheiten zu brechen (siehe Kapitel 8).

Übergewicht

Einige Akupunkteure konnten den Appetit zügeln, indem sie bestimmte Punkte am Ohr stimulierten. Da die meisten Menschen jedoch nicht mit Nadeln im Ohr herumlaufen möchten, wurden magnetische Ohrringe entwickelt, die gleichzeitig Druck auf die Akupunkturpunkte ausüben. Die paar Leute, die ich kenne und die solche magnetischen Ohrringe trugen, berichten von einem leichten Appetitrückgang.

Dr. William Philpott meint, man könne die Gewichtsabnahme fördern, wenn man Magnete mit dem Bionorden (–) auf das Fettgewebe lege und bei stärkeren Fettpolstern auch stärkere Magnete verwende. Er räumt allerdings ein, dass man nur langsam abnimmt.

Auch Hypnose ist oft wirksam. Ich habe vier Hypnosebänder zusammengestellt, die Übergewichtigen helfen, sich auf die Weisheit ihres Körpers einzustimmen und weniger zu essen.

Verstopfung

Dies ist eines der Probleme, die am einfachsten zu behandeln sind. Legen Sie einen Magneten mit etwa 1000 Gauß so über den Dickdarm, dass der stimulierende (+)-Pol dem Körper zugewandt ist (prüfen Sie aber vorher, ob der rote Pol der richtige ist). Meist genügt eine Viertelstunde, manchmal tritt die Wirkung schon nach wenigen Minuten ein. Beachten Sie, dass zwei Abschnitte des Dickdarms betroffen sein können: der aufsteigende (rechts) und der absteigende (links) Darm.

Die Japaner behandeln Verstopfung mit einem Magnetgürtel, entweder mit dem Biosüdpol (+) oder mit beiden Polen.

Zahnschmerzen

Bei Entzündungen, Infektionen und Wunden behandeln Sie am besten mit dem Bionordpol (–). Ansonsten ist der Biosüdpol oft wirksamer – vergewissern Sie sich mit dem Muskeltest. Zahnschmerzen sprechen rasch auf die Magnetbehandlung an; aber Magnete können keine Löcher füllen. Gehen Sie also zum Zahnarzt!

Im Rahmen einer englischen Studie wurde die Hälfte der Patienten nach dem Ziehen eines Zahnes eine Stunde lang mit Magneten behandelt. Die Schwellung und die Schmerzen gingen bei diesen Patienten schneller zurück als bei der nicht behandelten Hälfte (Washnis 1993, S. 140).

Eine Mundusche, die das Wasser magnetisch behandelt, soll gute Dienste leisten. Ich habe eben eine gekauft, kann aber noch nicht sagen, ob sie hilft oder nicht. Sie ist allerdings gut gemacht und preiswert. Nach Angaben des Herstellers ändern sich die elektrischen Eigenschaften des Wassers, wenn es zwischen den beiden kleinen Dauermagneten hindurchfließt. Das soll Bakterien und Fremdkörper daran hindern, sich zu verklumpen. Das heißt, dass sich an den Zähnen weniger Plaque bildet und dass die Vermehrung von Bakterien gehemmt wird. Beide werden daher leichter fortgespült. Ähnliche Geräte werden schon seit Jahren mit Erfolg benutzt, um Ablagerungen in Boilern zu verhindern (Nord 1992). Um die Wirkung meiner Munddusche zu steigern, habe ich drei dominogroße Magnete außen an den Wasserbehälter geklebt (der Nordpol zeigt zum Wasser).

Es gibt auch eine magnetische Zahnbürste. In ihrem Kopf befinden sich zwei kleine Magnete, deren Nordpol den Borsten zugewandt ist. Der Erfinder beruft sich auf eine chinesische Studie mit 120 Patienten, die an Zahnfleischproblemen litten: Gingivitis, geschwollenes Zahnfleisch, Karies, Zahnstein, Abszesse und Plaque. Innerhalb von zwei Monaten ging es achtzig Prozent der Patienten deutlich besser. Die Zahnbürste ist von guter Qualität, aber ich kann ihre Wirksamkeit nicht überprüfen.

Diese Liste von Krankheiten und Beschwerden könnte noch viel länger sein. Wichtig ist immer, dass der Patient bereit ist, die Magnettherapie anzuwenden. Wenn er gleichzeitig mit Kräutern, Medikamenten, homöopathischen Arzneien oder anderen Mitteln behandelt wird, lässt sich nicht sagen, was ihm geholfen hat. Die meisten Menschen wollen nur gesund werden und sind nicht an Studien interessiert. Darum ist eine ganzheitliche Behandlung am sinnvollsten.

KAPITEL 7

Vorbeugung gegen Krankheiten

Stress, das Alter und eine schwache Konstitution machen vorbeugende Maßnahmen notwendig. Die Magnettherapie ist dafür vorzüglich geeignet, weil sie leicht anzuwenden ist, fast keine Nebenwirkungen hat, preiswert ist und zu Hause, im Büro oder im Auto angewandt werden kann, ohne bei der Arbeit oder in der Freizeit zu stören. Wenn Sie beispielsweise auf einer magnetischen Decke schlafen, brauchen Sie sich um nichts zu kümmern. Diese Ganzkörpertherapie sollten Sie etwa einmal in der Woche genießen, außer wenn Sie wegen irgendwelcher Beschwerden eine andere Polarität benötigen, als die magnetische Matratzenauflage sie zur Verfügung stellt.

Mindestens zwei Körperteile lassen sich vorbeugend behandeln: das Herz und die Thymusdrüse.

Das Herz

Die Sauerstoffmenge im Blut und in den Geweben ist für unsere Gesundheit und Energie sehr wichtig. Pulsierende Magnetkräfte können die Sauerstoffversorgung deutlich verbessern (siehe Kapitel 9). Nach einer niederländischen Veröffentlichung können schwache elektromagnetische Kräfte die Teilung der weißen Blutkörperchen fördern. Wahrscheinlich ist die Zunahme des Blutsauerstoffs dafür verantwortlich.

Ein Dauermagnet von mittlerer Stärke auf der Herzgegend erhöht wahrscheinlich den Sauerstoffgehalt des Blutes. Ich sage „wahrscheinlich", weil in allen Studien pulsierende Magnetfelder verwendet wurden. Aber Permanentmagnete haben im Allgemeinen ähnliche Wirkungen wie pulsierende Magnetfelder, wenn auch nicht so stark. Benutzen Sie einem Permanentmagneten mit 100 bis 1000 Gauß und in einer akzeptablen Größe. Ein Neodymmagnet mit 2000 Gauß könnte zu stark sein. Wenn Sie ein pulsierendes Magnetfeld verwenden, beträgt die optimale Frequenz 16 Hertz, die optimale Stärke unter 5 Gauß. Diese Behandlung nützt dem ganzen Körper, auch wenn Sie keine Wirkung spüren – es sei denn, Sie treiben Sport an der Grenze Ihrer Leistungsfähigkeit. Wenn Sie regelmäßig Magnetkräfte anwenden, können Sie beim Marathonlauf, Bergsteigen, Schifahren, Surfen oder Fußballspielen mehr leisten.

Wenn Sie Dauermagnete mit einigen hundert Gauß ein paar Stunden oder einen Tag lang über dem Herzen tragen, gehen Sie kein Risiko ein. Der Biosüdpol (+) regt an, der Bionordpol (–) beruhigt die Herzgegend und kann schläfrig machen. Das ist nützlich bei Schlafstörungen, und die Sauerstoffversorgung wird wahrscheinlich nicht verringert (Studien dazu sind mir allerdings nicht bekannt).

Die Wirkung kann mit der Zeit nachlassen, weil der Körper sich an die Behandlung gewöhnt. Experimentieren Sie, und finden Sie heraus, was Ihnen am besten hilft. Denken Sie aber daran, dass stärkere Magnete nicht unbedingt besser sind. Selbstverständlich sollten Sie keinen Magneten auf das Herz legen, wenn Sie einen Herzschrittmacher haben oder herzkrank sind.

Die Thymusdrüse

Viele Menschen haben ein schwaches Immunsystem, weil sie unter Stress leiden, sich falsch ernähren oder alt sind. Der Thymus ist der Regulator des Immunsystems. Er liegt knapp unterhalb des Schlüsselbeins und kann mit einem schwachen Biosüdpol (+) angeregt werden. Fünfzehn Minuten am Tag dürften ausreichen. Eine zu starke Stimulierung kann allergieähnliche Symptome auslösen.

Wenn der Thymus auf harmlose Substanzen – zum Beispiel Rosen oder Gräserpollen – zu heftig reagiert und eine Allergie hervorruft, kann der Bionordpol (–) ihn oft beruhigen.

Magnetisiertes Wasser

Magnetisiertes Wasser fördert das Wachstum von Pflanzen. Dr. Peer Kokoschinegg, ein Forscher an einem deutschen Institut für Biophysik und Strahlenforschung, stellte fest, dass Pflanzen, die nur mit magnetisiertem Wasser (Biosüdpol, +) gegossen wurden, schneller wuchsen als Pflanzen, die Leitungswasser bekamen. Wenn das Wasser jedoch mit dem Bionordpol behandelt wurde, wuchsen die Pflanzen schlechter.

Dr. Mary Broeringmeyer berichtet ebenfalls, dass Pflanzen schneller wachsen, wenn man das Gießwasser mit dem Biosüdpol (+) magnetisiert. Sie stellt frisch geschnittene Rosen auf den Bionordpol (–) eines Magneten, damit sie länger halten. Der Biosüdpol bewirkt dagegen, dass die Blütenblätter schneller abfallen.

Davis und Rawls, die Pioniere der Magnettherapie, haben die gleiche Beobachtung gemacht. Ich goss Weizensprossen teils mit „Bionordwasser", teils mit „Biosüdwasser" und stellte fest, dass erstere üppiger wuchsen, aber kaum höher wurden. Auch der Geschmack war etwas besser.

Wasser ist keine einfache Substanz. Es kann neun verschiedene dreidimensionale Strukturen annehmen, und Magnetkräfte können diesen Vorgang beeinflussen. Die Wirkung hält so lange an, bis das Wasser gekocht wird. Das stellte Dr. Kokoschinegg fest, der magnetisiertes Wasser mit einer Kirliankamera fotografierte und entdeckte, dass seine Molekülstruktur regelmäßiger ist.

Dr. Glen Rein, ein Biochemiker in Boulder Creek, Kalifornien, maß die UV-Absorption von Wasser, das er über Nacht mit dem Südpol und mit dem Nordpol zweier Magnete behandelt hatte. Nicht behandeltes Wasser hatte einen Absorptionsfaktor von 1,01 Einheiten, „Nordwasser" von -1,32 und „Südwasser" von -2,59 Einheiten. Mit anderen Worten: Beide Pole bewirkten, dass sich weniger Sauerstoff auflöste, denn der gelöste Sauerstoff verändert die UV-Absorption. Dr. Rein berichtet außerdem von einer französischen Studie, bei der Wasser mit Magnetfeldern behandelt wurde. Die Forscher benutzten ein Ramon-Spektroskop, um festzustellen, ob die Struktur der Wassermoleküle sich änderte. In der Tat förderten Dauermagnete die Bildung von Wassermolekülen, und wechselnde Magnetfelder erzeugten besser strukturiertes Wasser. Wir verstehen diese Vorgänge noch nicht ganz, aber wir wissen, dass die beiden Pole unterschiedliche Wirkungen haben.

Dr. Bansal vom indischen Institut für Magnettherapie und Dr. William Philpott empfehlen uns, magnetisiertes Wasser zu trinken und damit die Augen und die Haut zu waschen. Nach Dr. Broeringmeyer hilft dieses Wasser bei Wundliegen. Dr. Yoshitaka Ohno verabreichte Alzheimer-Patienten magnetisiertes Wasser und erzielte positive Ergebnisse.

Viele Magnettherapeuten behandeln Wasser nur mit dem Nordpol (–), aber ich habe festgestellt, dass es besser schmeckt, wenn man es mit dem Südpol magnetisiert. Da der Südpol auch Früchte süßer macht und das Pflanzenwachstum fördert, nützt er wahrscheinlich auch uns. Ich trinke täglich „Südwasser". Für Patienten mit Sodbrennen oder Geschwüren ist „Nordwasser" wahrscheinlich besser. Experimentieren Sie selbst. Außer dem Wasser können Sie auch Säfte, Wein, Bier, Milch und Limonaden behandeln.

Alte Verletzungen und genetisch schwache Körperteile

Wenn der Körper altert, treten immer mehr Schwachstellen zutage. Das können die Knie, die Augen oder eine Drüse sein. Ich empfehle, alle Körperteile und Organe regelmäßig zu behandeln, deren Schwäche bekannt ist oder die verletzt wurden, auch dann, wenn zurzeit keine Beschwerden vorhanden sind.

Wenn ein Mensch verletzt oder krank ist, wird der Körper geschwächt. Eine gebrochene Schulter bleibt möglicherweise für immer schwach und kann die Lungen und sogar den Dickdarm ebenfalls schwächen, da der Meridian des Dickdarms durch die Schulter verläuft. Nach einer Hepatitis kann die Leber chronisch geschwächt sein, und nach einer Bronchitis bleibt die Lungenkapazität möglicherweise reduziert. Diese Körperteile können Sie regelmäßig mit Magneten behandeln, selbst wenn die Wirkung kaum zu spüren ist, solange Sie sich nicht sehr anstrengen. Die regelmäßige Anwendung von Magnetkräften ist auch zur Vorbeugung gegen Krebs und andere chronische Krankheiten ratsam. Wenn Sie gesund sind, können Sie auf einer magnetischen Matratzenauflage schlafen. Wenn nicht, sollten Sie zuerst gestörte Organe oder Körperteile mit der richtigen Polarität behandeln und dann erst den ganzen Körper.

Magnetismus und Verjüngung

Magnete werden seit Tausenden von Jahren zum Heilen benutzt. Allein dadurch kann man das Leben verlängern, aber wir wissen heute auch, dass Magnete den Alterungsprozess unmittelbar beeinflussen können. Bis vor kurzem haben wir die Wirkung der Magnetkraft auf die Biochemie und den Zellstoffwechsel nicht verstanden, und darum wurde die Magnettherapie als Altersbremse wenig akzeptiert und die Forschung vernachlässigt. Langzeitstudien über die verjüngende Wirkung des Magnetismus fehlen noch, Tierversuche haben aber schon eindeutig positive Ergebnisse gezeigt.

Tierstudien und Altern

Dr. Hajime von der Kyorin-Universität in Tokio hielt Mäuse 59 Tage lang in einem Magnetfeld von 4200 Gauß. Anschießend lebten ihre roten Blutkörperchen in einer Kultur noch rund 120 Tage, 20 bis 50 Tage länger als normal. Dr. Okae berichtet außerdem, dass Mäuse in einem Magnetfeld von 4200 Gauß 400 Tage leben, fast ein Drittel länger als die durchschnittliche Lebensdauer der Mäuse, die nur 308 Tage beträgt. Die Polarität hat der Forscher nicht angegeben.

Ein indischer Wissenschaftler experimentierte mit einer anderen Mäuseart, bei der nach rund 400 Tagen Alterserscheinungen auftreten, die nach wenigen Monaten zum Tod führen. Er behandelte die alternden Mäuse drei oder vier Monate lang zweimal am Tag mit Magneten, die 3000 bis 4200 Gauß stark waren. Seine Mäuse sahen jünger aus, waren aktiver und nahmen zu; die Alterserscheinungen verschwanden. Diese Mäuse benahmen sich wie sechs bis acht Monate alte Tiere. Eine 250 Tage alte Maus lebte nach der Behandlung noch 615 Tage bei guter Gesundheit. Die Polarität wurde nicht angegeben.

Auch Davis und Rawls berichten, dass Mäuse und Ratten länger leben, wenn man sie mit dem anregenden Biosüdpol behandelt – vorausgesetzt, sie dürfen nicht kopulieren. Auch der beruhigende Bionordpol verlängert ihr Leben, offensichtlich deshalb, weil er das Wachstum bremst. Bei ausgewachsenen Nagetieren produzieren die Hoden unter dem Einfluss des Biosüdpols mehr Spermien; sie sind sexuell aktiver und sterben früher. Vielleicht stehen wir Menschen bald vor einer schwierigen Entscheidung!

Davis und Rawls experimentierten auch mit Hühnern, Würmern und anderen Tieren. Versuche mit Pflanzen erbrachten positive Ergebnisse, was Ernte, Vitalität und Wachstum betrifft. Magnete mit der richtigen Polarität können also die biologische Aktivität fördern.

Setzt man Tiere einem Magnetfeld aus, das schwächer ist als das der Erde, sind die Folgen meist ungünstig. Mollusken, Protozoen und Plattwürmer sind dann weniger aktiv, Vögel verlieren die Orientierung und legen viel weniger Eier. Je länger ein Organismus ohne Magnetfeld leben muss, desto weniger fruchtbar ist er, desto stärker schrumpfen seine Organe und Gewebe und desto kürzer ist die Lebenserwartung.

Schirmt man Bakterienkolonien 72 Stunden vor dem Magnetfeld der Erde ab, ist ihr Wachstum um das Fünfzehnfache geringer als normal. Das berichtet Dr. Broeringmeyer im *BioEnergy Health Newsletter* vom Mai 1990.

Die chinesischen Akupunkteure Minda Hsu und Chikuo Fong setzten je fünf Kaulquappen in Gläser, die mit Wasser gefüllt waren. Ein Glas wurde einem Magnetfeld von 800 Gauß ausgesetzt (die Polarität ist nicht bekannt), das andere nicht. Die Kaulquappen bekamen kein Futter. Die Tiere im behandelten Glas lebten durchschnittlich 27 Tage, die anderen nur 21 Tage.

Die gleichen Autoren stellten fest, dass Pflanzen und andere kleine Organismen schneller wachsen und größer werden, wenn man sie mit Magneten behandelt. Mäuse, die vom Magnetfeld der Erde abgeschirmt wurden, starben früher als andere Tiere.

Verjüngung bei Menschen

Man hat beobachtet, dass Falten sich glätten, wenn sie mit einem Magneten und mit einer Creme behandelt werden. Eine Firma in den Niederlanden verkauft ein magnetisches Massagegerät und magnetisierte Hautcreme. Sie behauptet, man könne selbst tiefe Falten stark glätten, wenn man die beiden Produkte zwei Wochen lang mehrmals täglich zwei bis fünf Minuten lang behandle; danach genüge eine Behandlung im Monat.

Dr. Kenneth MacLean, der Gründer des Instituts für Biomagnetismus in New York, machte jahrelang Selbstversuche. Er sah viel jünger aus als andere in seinem Alter und hatte noch in den Sechzigerjahren seine jugendliche Haarfarbe.

Dr. MacLean bemerkte, dass ältere Menschen, die man mit Elektromagneten behandelt, mehr Energie haben. Außerdem werden ihre weißen Haare wieder dunkel. Nach zehn halben Stunden unter seinem „elektromagnetischen Aktivator" war das Haar einiger Patienten sichtbar dunkler. Bei einigen wenigen Krebspatienten bildeten sich Tumore zurück.

Neulich unterhielt ich mich in New York mit einen Physiotherapeuten, der Dr. MacLean kennt und sich bei ihm behandeln ließ. Der Apparat, den Dr. MacLean benutzt, besteht aus zwei großen Dauermagneten, die ein Motor hin und her bewegt, so dass ein pulsierendes Magnetfeld entsteht.

Im Allgemeinen gilt: Behandeln Sie ein geschwächtes oder verletztes Organ mit Magneten, und setzten Sie die Behandlung auch dann fort, wenn es Ihnen besser geht. So stärken Sie das Organ und können möglicherweise einer weiteren Krankheit oder Verletzung vorbeugen.

Mein Bekannter berichtete, seine Hirnanhangdrüse sei nach einer Behandlung so „geladen" gewesen, dass er den ganzen Tag im Garten gearbeitet und bis zwei Uhr morgens geschrieben habe. Er bestätigte, dass Dr. MacLean braunes Haar hatte und sehr jung aussah.

Mechanismen der Verjüngung

Wir wissen, dass Extrakte der Hirnanhang- und Thymusdrüse einen alternden Körper verjüngen können. In einer Klinik in Chicago wurde 21 gesunden Männern, die zwischen 61 bis 81 Jahre alt waren, ein Wachstumshormon der Hirnanhangdrüse verabreicht. Sie gewannen fast 9 Prozent magere Körpermasse und verloren rund 15 Prozent Fett. Ihre Haut sah deutlich jünger aus. Sie schienen in vieler Hinsicht beinahe 20 Jahre jünger zu sein. Die Wissenschaftler berichten jedoch, dass nicht alle von der Behandlung profitierten.

In einer anderen Studie gab man 450 Tage alten Mäusen einen Extrakt aus dem Thymus von jungen, gesunden Kälbern. Auch hier war der Verjüngungseffekt unübersehbar. Bei Menschen werden Thymusextrakte verwendet, um AIDS und andere Krankheiten zu lindern.

Wenn wir älter werden, produziert die Zirbeldrüse weniger Melatonin. Die Sekretion dieses Hormons lässt sich mit Dauermagneten beeinflussen, die etwa die gleiche Stärke haben wie das Magnetfeld der Erde, also ein Gauß.

Die Zirbeldrüse bildet auch ein Wachstumshormon, wenn wir schlafen. Bei älteren Menschen geht die Produktion zurück, aber man kann sie mit Magneteten ankurbeln, wenn der Zeitpunkt richtig ist. Wahrscheinlich ist es besser, den Alterungsprozess auf diese Weise zu bremsen und nicht durch Injektion von Hormonen, die Nebenwirkungen hervorrufen. Wenn die Hirnanhangdrüse stimuliert wird, nimmt der Geschlechtstrieb zu. Es ist denkbar, dass das endokrine System aus dem Gleichgewicht gerät, wenn die Hirnanhang- oder Zirbeldrüse mit sehr starken, großen Magneten (über 2000 Gauß) jede Nacht mehrere Stunden lang angeregt wird; aber eine kurze Stimulation mit schwachen Magneten ist völlig ungefährlich. Ich mache oft Selbstversuche und habe nur positive Wirkungen festgestellt, zum Beispiel mehr Energie und geringeres Schlafbedürfnis. Wenn das endokrine System ausgewogen arbeitet, lässt es sich durch mittelstarke Magnete kaum stören, selbst wenn sie falsch angewandt werden.

Andere Drüsen kann man mit pulsierenden Magnetkräften ebenfalls stimulieren, indem man die Applikatoren unmittelbar über den Drüsen auf die Haut legt. Denken Sie aber daran, dass pulsierende Magnetkräfte biologisch aktiver sind als Dauermagnete; übertreiben Sie also nicht.

Die Zellteilungsrate

Mehrere Autoren haben darauf hingewiesen, dass die Zellteilungsrate unter dem Einfluss pulsierender Magnetfelder zunimmt. Die Studie, die mir vorliegt, wurde zwar im Reagenzglas vorgenommen, aber sie deutet doch an, was im Körper geschieht. Wir wissen, dass Magnetfelder die Wundheilung beschleunigen und die Bildung von Narbengewebe verringern. Vielleicht ist die beschleunigte Zellteilung der Grund dafür. Es gibt übrigens einen Unterschied zwischen gesunden Zellen, die sich schnell teilen, und wild wuchernden Krebszellen.

Das Magnetfeld der Erde, das sich ständig verändert, spielt bei der Zellteilung ebenfalls eine Rolle. Manche vermuten außerdem, dass Stromleitungen das irdische Magnetfeld stören und im Körper Tumore auslösen.

Verjüngungstherapien

Ein Unterbett, das starke, pulsierende Magnetkräfte abgibt, steht für qualifizierte Therapeuten zur Verfügung. Man kann die Polarität ändern und die Frequenz auf 1 bis 16 Hertz einstellen. Benutzer geben an, dass sie körperlich flexibler werden und mehr Energie haben. Wie bereits erwähnt, sollte man magnetische Matratzenauflagen nur verwenden, wenn sich der ganze Körper im Gleichgewicht befindet. Darum ist diese Magnetdecke experimentellen Zwecken vorbehalten (sie ist bei PsychoPhysics Labs erhältlich). Wer Selbstversuche machen will, kann sich dem Magnetism and Youthing Project anschließen.

Starke pulsierende Magnetkräfte und großflächige Magnete sollte man nicht über einen längeren Zeitraum hinweg anwenden. Größere und stärkere Magnete sind nicht unbedingt besser. Ich rate auch davon ab, in der Nähe großer Permanentmagnete zu schlafen.

Sie können Scheibenmagnete auf die Haut kleben, paarweise auf und unter Kleidungsstücken befestigen oder in die Tasche stecken. Mit einem Schweißband kann man sie über der Hirnanhangdrüse anbringen (knapp oberhalb der Augen) oder am Scheitel über der Zirbeldrüse. Auch am Hinterkopf kann man die stärkende Wirkung von Magneten mit einem Muskeltest feststellen.

Pulsierende Magnetfelder von der richtigen Stärke und Frequenz können möglicherweise jedes Atom im Körper beeinflussen. Wenn Biophysiker diejenigen Moleküle entdecken, die mit der Alterung zu tun haben, kann man diesen Prozess vielleicht mit Magneten bremsen (Näheres dazu in Kapitel 12).

Der Magnetismus ist jedoch kein Allheilmittel, und wir wissen nicht, ob er den Alterungsprozess bei jedem Menschen verlangsamen kann.

KAPITEL 8

Ergänzende Therapien

Wirkstoffe und Heilverfahren, die sich gut mit der Magnettherapie verbinden lassen, sind unter anderem Vitamine, Mineralien, Kräuter, Homöopathie, Massage, Sport, Tanz, Yoga, Akupunktur und Hypnose.

Vitamine, Mineralien, Kräuter und homöopathische Arzneien

Sie helfen. Die Frage ist nur: Welche sollen wir wie lange in welcher Menge nehmen?

Dr. Mary und Dr. Richard Broeringmeyer bestimmten mit dem Muskeltest nicht nur die richtige Polarität von Magneten, sondern auch den Wert einer homöopathischen Arznei. Viele andere Therapeuten stellen mit diesem Test fest, welches Kraut, Vitamin usw. den Patienten stärkt. Alles, was uns stärkt, können wir längere Zeit zu uns nehmen.

Ich war anfangs skeptisch, was den Muskeltest anbelangt, aber ich merkte bald, dass er für die meisten Menschen nützlich und exakt ist.

Um die Genauigkeit und vor allem die Objektivität des Muskeltests zu verbessern, entwarf ich den elektronischen Muskeltester. Ähnliche Geräte werden in Europa hergestellt. Ein bekanntes Instrument hat eine Sonde, die man auf bestimmte Akupunkturpunkte legt. An einem Messgerät kann man ablesen, welchen Wert ein bestimmtes Mittel hat (das in den Stromkreislauf einbezogen wird). Ein in den USA entwickeltes Gerät misst die elektrischen Ströme in den Fingern, und ein ausgeklügeltes Computerprogramm empfiehlt dann nützliche Kräuter, Vitamine und andere Mittel. Dieses System scheint brauchbar zu sein, aber es kostet bis zu 24.000 Euro.

Der elektronische Muskeltester (EMT, erhältlich bei PsychoPhysics Labs) besteht aus einem Druckumwandler, dessen elektrischer Widerstand sich verändert, wenn man ihn zwischen einem Finger und dem

Daumen drückt. Ein Messgerät zeigt die einzelnen Werte an. Um Vitamine, Arzneien und andere Mittel zu testen, drücken Sie nur auf den Umwandler, lesen den Wert ab und lockern den Griff ein paar Sekunden. Dann halten Sie die Substanz, die Sie testen wollen, an die Brust oder nehmen eine kleine Menge in den Mund und drücken erneut. Ist der zweite Wert höher, ist die Substanz gut für Sie; ist er niedriger, brauchen Sie diese Substanz nicht. Sobald Sie mit dem EMT vertraut sind, geht der Test sehr schnell.

Dr. Sanford Frumker, der große Erfahrung in der Magnettherapie hat und ein ehemaliger Mitarbeiter der Broeringmeyers ist, hat einen vorzüglichen Test für Arzneien, Vitamine, Kräuter usw. entwickelt. Er sucht zunächst mit einem Magneten nach einem geschwächten Organ. Dann testet er verschiedene Substanzen, bis er eine findet, welche die Schwäche beseitigt (der Magnet bleibt während des Tests mit dem schwächenden Pol am Körper).

Dank des elektronischen Muskeltesters brauche ich nicht jedes Vitamin oder Kraut einzunehmen, das Bücher und wohlmeinende Freunde empfehlen. Schluss mit den 27 bunten Kapseln zum Frühstück! Ich teste einfach die Kräuter und Kapseln meiner Freunde, um herauszufinden, was mein Körper derzeit braucht. Das ist jede Woche ein wenig unterschiedlich, aber einige Substanzen kräftigen mich immer. Jeder Mensch ist anders.

Wenn Sie sich für Kräuter interessieren, sollten Sie Bachblüten oder homöopathische Arzneien probieren. Lesen Sie zuerst, was Ihr Körper möglicherweise braucht, und testen Sie dann einige Proben, um herauszufinden, ob einige Ihnen nützen. Sie müssen die Kräuter oder Arzneien nicht einnehmen, sondern können sie auch an die Brust halten. Allerdings ist das Ergebnis klarer, wenn Sie eine Substanz in den Mund nehmen.

Es ist immer noch ein Rätsel, wie und warum der Muskeltest funktioniert. Dennoch schätze ich, dass er zu etwa neunzig Prozent korrekt ist.

Auch Farben, Kristalle, Mineralien, Töne und winzige elektrische Signale helfen dem Körper, sich zu heilen. Das alles können Sie mit dem Muskeltest auf seine Wirksamkeit untersuchen. Einmal besuchte ich eine Show, auf der ein visionärer Künstler einige heilende Mandalas zeigte. Der elektronische Muskeltester bestätigte, dass seine schönen Bilder manche Menschen stärken können.

Nachdem ich dieses Gerät einige Zeit benutzt hatte, fiel mir auf, dass ich ein Gefühl dafür entwickelte, welche Substanz mich stärkt oder schwächt. Ich bin nicht mehr so sehr auf das Gerät angewiesen – ich weiß es instinktiv. Dennoch ist es gut, seine Intuition zu überprüfen, weil Wunschdenken oder Vorurteile sie trüben können.

Therapeutische Massage

Es gibt verschiedene Arten von Massage, zum Beispiel kräftige Muskelmassage, Akupressur, Chiropraktik (um Fehlstellungen im Skelett zu beseitigen) und Auramassage (dabei berühren die Hände den Körper nicht). Sie alle haben ihren Wert.

Der elektronische Muskeltester kann Ihnen sagen, wessen Berührung Sie am meisten stärkt. Meiner Erfahrung nach lässt die Berührung eines Menschen den Zeiger des EMT oft stärker ausschlagen als jedes Vitamin, Nahrungsmittel oder Medikament. Natürlich gibt es große individuelle Unterschiede. Wenn Sie keinen EMT haben oder ihn nicht benutzen wollen, sollten Sie trotzdem daran denken, dass der persönliche Faktor eine große Rolle spielt, wenn Sie sich von jemandem behandeln lassen. Seien sie also wählerisch. Ihr Körper weiß, was er braucht und von wem er es bekommt.

Bewegung und Yoga

Es gibt zwei Arten von Bewegung. Die eine steuern wir bewusst, die andere entspringt den Bedürfnissen des Körpers. Die bewusst gesteuerten Bewegungen können wir ihrerseits in zwei Gruppen einteilen: in jene, bei denen wir tief atmen (z. B. Laufen, Aerobics, schnelle Ballspiele) und in jene, die nur die Muskeln einbeziehen, etwa Yogastellungen oder Gewichtheben.

Bewusst gesteuerte Bewegungen mit tiefer Atmung verbessern die Durchblutung und die Sauerstoffaufnahme und sind in der Regel nützlich – sofern unsere Gesundheit sie zulässt. Manchmal brauchen wir ein wenig Disziplin, um uns zu bewegen. Mannschaftsspiele können uns dabei helfen, und wenn es Ihnen schwer fällt, allein Sport zu treiben, sollten Sie sich einer Gruppe oder einem Verein anschließen, damit das Team Sie motiviert.

Es lohnt sich, so hart zu trainieren, dass Sie schwitzen, denn mit dem Schweiß werden Schlacken durch die Haut ausgeschieden.

Kundalini-Yoga, Hatha-Yoga, Aerobics und Tanzen sind wundervolle Übungen. Ich habe im Laufe der Jahre fünfzig meiner Lieblingsübungen gesammelt und auf Karten drucken lassen. Um das Training interessanter zu machen, mische ich diese Karten und ziehe jeden Morgen drei oder vier von ihnen heraus. Es gibt über 100 000 verschiedene Viererkombinationen! Die Karten sind bei PsychoPhysics Labs erhältlich.

Die zweite Bewegungsform ist in unserer hektischen Zeit weniger bekannt, aber sie kann eine noch größere Heilwirkung haben. Hier handelt es sich um Bewegungen, die wir intuitiv geschehen lassen. Die „Intelligenz des Körpers“ steuert sie. Dafür brauchen wir einige Übung, ähnlich wie beim Zen. Wenn es uns gelingt, bewegt der Körper sich so, wie er will, und Schmerzen und Verspannungen lassen nach. Kleine Kinder bewegen sich so, aber später werden sie dazu erzogen, alle Bewegungen bewusst zu steuern. Die Folge ist, dass wir die gleichen Bewegungsmuster ständig wiederholen und einige Muskeln übermäßig trainieren, andere aber gar nicht.

Auch beim Tanz bewegen wir uns meist bewusst und wiederholen ständig die gleichen Muster. Jeder Tänzer hat zwar seinen eigenen Stil, doch diesen variiert er nur wenig. Professionelle Tänzer planen jede einzelne Bewegung sorgfältig im Voraus – der Geist steuert den Körper bis ins Kleinste. Nach solchen wiederholten Bewegungen fühlen wir uns häufig müde, während spontane Bewegungen Spannungen abbauen und uns neue Kraft geben.

Spontane Bewegung brauchen wir kaum zu lernen; es genügt, sie geschehen zu lassen. Aber das fällt dem Menschen schwer, wenn er älter als sieben Jahre ist. Der Verstand will sich immer einmischen. Wenn Sie es versuchen wollen, legen Sie sich auf den Boden, und entspannen Sie sich bei leiser Musik. Konzentrieren Sie sich auf die Musik, damit der Geist leer wird. Stimmen Sie sich dann auf den Körper ein, und fragen Sie ihn, wie er sich bewegen möchte. Folgen Sie Ihrer Intuition. Machen Sie ab und zu eine Pause, um ruhig zu werden. Lauschen Sie der Musik, und fragen Sie den Körper erneut, wie er sich bewegen will. Gehorchen Sie Ihrem Instinkt, auch wenn die Bewegungen Ihnen sonderbar vorkommen. Vielleicht braucht Ihr Körper einige ungewöhnliche Bewegungen, um die erzwungenen Bewegungsmuster auszugleichen, die Sie seit Jahrzehnten wiederholen.

Wenn Menschen sich jahrelang spontan und frei bewegen dürfen, so ist die heilende Wirkung und die Freude oft größer als bei jeder anderen Aktivität.

Wenn Sie zu steif sind, aber nicht krank, sollten Sie versuchen, auf einer magnetischen Matratzenauflage zu schlafen. Ich bin dadurch eindeutig flexibler geworden, und es hat auch meinen Freunden geholfen. Sie brauchen die Auflage nur gelegentlich zu benutzen, um die gewünschte Wirkung zu erzielen.

Ein Trainer in Los Angeles benutzt Magnete, um die Muskelmasse seiner Gewichtheber zu steigern. Er legt die Magnete unmittelbar auf die Muskeln, die trainiert werden.

Akupunktur

Die Akupunktur ist wohl von allen Heilverfahren am engsten mit der Magnettherapie verbunden. Das Meridiansystem wird oft aktiviert, wenn man Akupunkturpunkte mit Magneten stimuliert oder Magnete auf verwundete Körperteile legt. Betroffene berichten von einem Prickeln entlang einer Linie, die offenbar ein Meridian ist.

Akupunkteure wollen ein Organ beruhigen oder stärken. Das entspricht der Anregung mit dem Biosüdpol eines Magneten und der Beruhigung mit dem Bionordpol. Viele Akupunkteure verwenden in ihrer Praxis auch Magnete. Die *Magnet Therapy* von Holger Hannemann ist eines der besten Bücher zu diesem Thema.

Magnettherapie und Akupunktur ergänzen einander. Darum kann man jeden Meridianpunkt mit einer Nadel oder einem Magneten stimulieren und gleichzeitig das ihm zugeordnete Organ mit einem anderen Magneten behandeln.

Biofeedback und Hypnose

Es lohnt sich bei jeder Krankheit, die Macht des Geistes bei der Therapie zu nutzen. Die meisten Arzneien haben ohnehin einen Placeboeffekt, und wer ein wenig Übung hat, kann diesen Effekt nutzen, um jede Behandlung um fünfzig oder mehr Prozent wirksamer zu machen.

Hypnose, vor allem Selbsthypnose, ist leicht zu lernen. Sie brauchen dafür keinen Kurs, der Hunderte von Euro kostet und Sie zum Profi machen soll. Ein Hypnose-Set mit einem Arbeitsbuch, einem Biofeedback-Instrument und einer Übungskassette vermittelt Ihnen das notwendige Wissen in wenigen Stunden.

Der erste Schritt besteht darin, das Nervensystem so zu beruhigen, dass heilende innere Bilder und Affirmationen wirksamer sind. Das können Sie mit Hilfe eines Biofeedback-Gerätes erreichen, das mit zwei Sensoren den Hautwiderstand an den Fingern misst. Veränderungen des Hautwiderstands deuten darauf hin, dass die Aktivität des sympathischen Nervensystems sich ebenfalls verändert hat, und das spricht wiederum für eine Veränderung der emotionalen Spannung. Das Gerät transformiert die elektrischen Signale von den Fingern in einen Ton, dessen Höhe sich ändert. Je höher er ist, desto aktiver ist das Nervensystem. Es geht also darum, die Tonhöhe und damit die nervliche Aktivität zu senken. Mit diesem System lernt man schnell, sich tief zu entspannen.

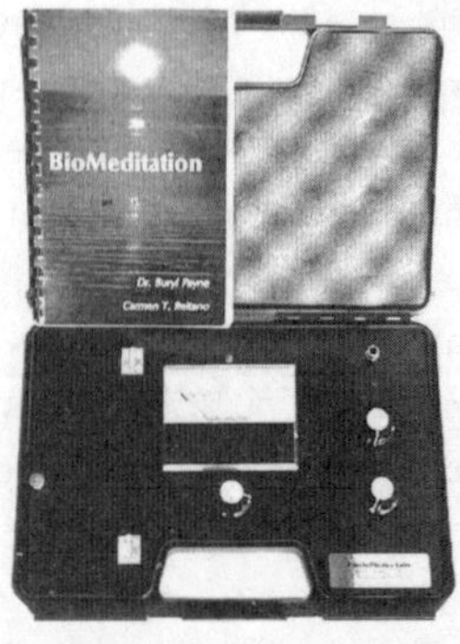

Das Hypnose-Trainingssystem

Die Grundelemente der Hypnose sind:

1. Tiefe Entspannung (mit dem Neurosensor oder Biosensor leicht zu erlernen)
2. Affirmation und Visualisierung, gut geplant, klar und bewusst
3. Rückkehr zum normalen Wachbewusstsein
4. Wiederholung der Hypnose einmal täglich, drei bis zehn Tage lang

Wenn Sie ernstlich krank sind, lohnen sich ein paar Hypnosesitzungen sehr. Sie sind eine gute Ergänzung anderer Therapien.

KAPITEL 9

Forschung und Fallbeispiele

Die Forschungsarbeiten über die biologische Wirkung von Magneten würden mehrere Bücher füllen. Wie auf anderen Gebieten wurden manche Studien sehr gründlich und mit Kontrollgruppen durchgeführt, statistisch ausgewertet und durch persönliche Berichte und Folgestudien ergänzt. Andere sind weniger zuverlässig, weil es teuer und schwierig ist, die Gesundheit des Menschen eingehend zu studieren. Menschen sind komplex, und kein einziges Medikament oder Verfahren hilft allen. Manche Menschen sind krank, weil sie seelische Probleme haben, und vielleicht sind sie gar nicht bereit, gesund zu werden, einerlei, wie wirksam die Therapie ist.

Außerdem wurden Hunderte von persönlichen Berichten veröffentlicht. Und wenn man bedenkt, dass ein Hersteller in Asien drei Millionen magnetische Halsbänder verkauft hat, dürfte die Zahl der unveröffentlichten Berichte gewaltig sein.

Früchte werden süßer – Studien zur Polarität

Wenn Sie die unterschiedlichen Wirkungen des Biosüdpols und des Bionordpols selbst kennen lernen möchten, empfehle ich das folgende Experiment. Ich wusch einige Weintraubenbeeren und teilte sie in zwei Gruppen zu jeweils zwanzig Beeren ein. Dann legte ich sie in zwei gleiche Schalen und stellte eine Schale über den Bionordpol und die andere über den Biosüdpol einer pulsierenden Magnetspule. Nach vier Minuten schmeckten die Weinbeeren spürbar unterschiedlich. Nach acht Minuten war der Unterschied sehr deutlich, und nach sechzehn Minuten waren die „Südbeeren“ so süß, dass ich sie am liebsten alle verspeist hätte! Die „Nordbeeren" schmeckten nicht so gut, eine Gruppe unbehandelter Beeren schmeckte ganz normal. Ein unbeteiligter Beobachter bestätigte meinen Befund. Ich aß die guten Beeren nicht, sondern wechselte die Polarität. Nach vier Minuten hatte sich nichts verändert. Nach acht Minuten schmeckten die faden Beeren etwas besser, und die guten Beeren schmeckten immer noch gut. Nach elf Minuten schmeckten die vorher faden Beeren vorzüglich, und die vorher guten schmeckten mittelmäßig.

Ähnliche Versuche machte ich mit Orangen, Erdbeeren und Bananen (bei letzteren war keine Wirkung zu spüren). Weintrauben eignen sich wegen ihrer Größe besser für solche Tests; außerdem schmecken die Beeren derselben Traube ziemlich gleich.

Ich wiederholte die Versuche mit Dauermagneten (15 cm Durchmesser), und die Ergebnisse waren ähnlich. Bei einigen gefrorenen Fruchtsäften, zum Beispiel Guavensaft, erzielte ich recht drastische Resultate. Ein Befund war immer gleich: Der Biosüden machte Früchte süßer.

Auf einer Party schnitt ich Äpfel in Scheiben und verteilte sie auf verschiedenen Magnetfeldern (Biosüden, Bionorden, Ost-West und mehrpolig). Alle Gäste fanden, dass die Apfelscheiben vom Biosüdpol am besten schmeckten. Äpfel, die mit wechselnden Polen behandelt wurden, schmeckten fad. Die meisten Gäste wussten nicht, was ich mit den Äpfeln gemacht hatte.

Wenn ich nicht sicher bin, bitte ich meinen sechs Jahre alten Sohn, Früchte, Saft oder Wasser zu testen. Er hat keine Vorurteile und einen viel besseren Geschmackssinn.

Dieses einfache Experiment stützt den Befund von Dr. Broeringmeyer, wonach der Biosüdpol einen therapeutischen Wert hat. Ich habe das immer wieder beobachtet.

Einige Fallbeispiele

• David aus Soquel in Kalifornien leidet an chronischen Rückenschmerzen. Pulsierende Magnetfelder beseitigten die Schmerzen sofort. Eine Heilung ist jedoch nicht möglich; darum muss er sich immer wieder behandeln, um schmerzfrei zu bleiben.

• Richard Guillement, ein Reiki-Heiler, hatte hartnäckige Rückenbeschwerden. Nach einer Behandlung schreib er mir:

„Nachdem ich den Pulsar drei Tage lang angewandt hatte, waren meine chronischen Kreuzschmerzen verschwunden. Mein Rücken hatte mich arg geplagt und war sehr steif. Manchmal konnte ich vor Schmerzen nur mit Mühe aufstehen.

Ich war bereits bei einem Chiropraktiker und bei einem Osteopathen, hatte heiße Bäder genommen und Naturheilmittel probiert. Das alles half ein wenig, aber der Pulsar hat die Schmerzen vollständig beseitigt. Ich benutzte ihn drei- oder viermal täglich 15 bis 30 Minuten."

Das war 1990. Drei Jahre später berichtete mir Richard, er habe seither keine Rückenbeschwerden mehr gehabt. Er wohnt jetzt in Rapid City in Süddakota und verkauft nebenbei magnetische Produkte.

• Im März 1994 half ich einem Freund beim Umzug. Da ich stundenlang am Schreibtisch gesessen hatte, war ich froh, ein wenig Bewegung zu haben. Wir begannen gegen acht Uhr morgens und arbeiteten bis acht Uhr abends. Es waren sehr viele Kartons. Wir brachten sie von einem Obergeschoss in ein anderes, das acht Meilen entfernt war (natürlich hatten wir ein Auto). Schon bevor wir anfingen, schmerzte mein Rücken ein wenig, und mein Freund, der halb so alt war wie ich, arbeitete flink. Zum Glück schnallte ich mir einen Magnetgürtel um, bevor ich mit dem Tragen anfing, und ließ ihn fast den ganzen Tag um. Obwohl mir der Rücken den ganzen Tag lang schmerzte, hatte ich am nächsten Tag keine Beschwerden.

• Ein Mann hatte chronische Rückenschmerzen, die auf eine chiropraktische Behandlung nicht ansprachen. Sie verschwanden nach zwei Behandlungen, die jeweils 20 Minuten dauerten.

• Ein junger Mann, der mein voriges Buch gelesen hatte, klagte über einen Knorpelschaden im Knie als Folge eines Schiunfalls. Er benutzte zweimal täglich eine halbe Stunde lang Dominomagnete, manchmal auch zwei Magnete, die er an beide Seiten des Knies klebte. Heute hat er keine Beschwerden mehr.

• Deborah hatte an einem meiner Workshops teilgenommen. Ich hatte ihr Knie behandelt, und sie schrieb mir später: „Im August bin ich gestürzt und habe mir dabei das Knie verdreht. Im Dezember wurde ich operiert und hatte danach noch größere Schmerzen. Nach 10 Minuten Behandlung mit dem Bionordpol war ich 40 Minuten schmerzfrei.

• Sarah klagte über Kreuzschmerzen. Ich legte den großen Applikator eines Power Pulsars auf ihren Rücken und testete ihre Armkraft. Da der Biosüden sie stärker machte, behandelte ich sie damit. Nach 20 Minuten verlagerten sich die Schmerzen in die Seite und verschwanden dann allmählich.

• Jake hatte einen harten Knoten im Daumengelenk. Der Knoten wuchs, war druckempfindlich und schmerzte, wenn der Finger maximal gebeugt wurde. Nach zwei bis drei Wochen war der Knoten erbsengroß.

Ein Muskeltest zeigte, dass Jake stärker wurde, wenn der Biosüdpol an den Knoten gelegt wurde. Ich behandelte ihn etwa eine Stunde lang mit dem Scheibenapplikator (knapp 4 cm Durchmesser) eines Pulsars, der auf 16 Hertz eingestellt war. Innerhalb weniger Stunden begann der Knoten zu schrumpfen. In den nächsten Tagen behandelte ich ihn 20 bis 30 Minuten, und am dritten Tag war er fast ganz verschwunden. Weitere Behandlungen waren nicht notwendig, und nach einigen weiteren Tagen war der Daumen völlig geheilt.

• Richard Fuge reiste im Dezember aus dem feuchten Santa Cruz in das trocken-kühle Nevada. Nach wenigen Tagen hatte er aufgesprungene Lippen, die schmerzten. Er behandelte sie eine halbe Stunde mit einem pulsierenden Magnetfeld (Biosüden) und fühlte sich sofort besser – „wie durch Magie". Eine zweite Behandlung am nächsten Tag beseitigte die restliche Rauheit, und bald waren keine Risse oder Schuppen mehr zu sehen.

• Eine junge Frau hatte wenig Energie im Brustbereich. Ich untersuchte sie mit dem elektronischen Muskeltester und stellte fest, dass der Biosüden eines Stabmagneten (5 x 15 x 2,5 cm) sie stärkte. Innerhalb von wenigen Minuten begann ihr Herz rasch zu schlagen, und sie entfernte den Magneten. Ihre Energie hatte eindeutig zugenommen, aber es war etwas zuviel. Sie war ein wenig nervös. Da es sich um einen großen Magneten handelte, war die biologische Wirkung stark, obwohl die Magnetkraft nur rund 1000 Gauss betrug. Wahrscheinlich hätte sie auf einen schwächeren Magneten – vielleicht mit 300 Gauß – besser reagiert, und sie hätte ihn 30 bis 60 Minuten auf den Brustkorb legen können. Ein Neodymmagnet wäre nicht so gut gewesen, weil er eine starke Kraft auf eine kleine Fläche ausübt. Ein großflächiger Keramikmagnet hätte ihr eher geholfen, weil sie auf Magnetkräfte ungewöhnlich heftig reagierte. Sie hätte auch einige Tage lang ein magnetisches Halsband tragen können.

• Louise, eine Freundin, hatte eines Tages einen wunden Ellbogen. Ich legte den Bionordpol eines Dauermagneten mit 2 cm Durchmesser und etwa 300 Gauß rund 15 Minuten auf den Ellbogen, und die Wunde heilte schnell.

• Elisabeth, eine Freundin aus San Rafael in Kalifornien, legte den Bionordpol auf den linken Fuß, um einen Mittelfußknochen zu heilen, der seit acht Jahren schmerzte. Wegen der starken Schmerzen hatte der Arzt ihr eine Operation empfohlen, aber es bestand die Gefahr, dass ihr Zustand sich nach dem Eingriff verschlimmerte. Nachdem ich sie eine Woche lang täglich mit dem Bionordpol behandelt hatte, wechselte ich zum Biosüdpol, um die Heilung zu beschleunigen. Sie brachte in ihrem Auto einen Blockmagneten (5 x 10 cm) so an, dass der Fuß darauf ruhen konnte, während sie fuhr. Nach zwei bis drei Monaten hatte sie fast vergessen, dass ihr Fuß einst kaum zu gebrauchen war. Sie hinkte nicht mehr und konnte wieder wandern und tanzen.

Elisabeth verwendete außerdem den Bionordpol eines 1000-Gauß-Magneten, um blutende Zwölffingerdarmgeschwüre zu behandeln. Beim ersten Anzeichen behandelte sie sich 15 bis 20 Minuten lang, und meist verschwanden die Schmerzen.

Neulich kehrte sie von einer zweiwöchigen Reise nach Frankreich zurück und erzählte, sie habe diesen Magneten erfolgreich benutzt, um die Strapazen und das üppige Essen zu verkraften. Sie habe jetzt mehr Energie als vor 10 oder 15 Jahren.

• Laura spürte plötzlich Schmerzen im ganzen linken Arm. Sie behandelte sich an drei Stellen 10 bis 15 Minuten lang mit Blockmagneten (5 x 10 cm), die etwa 1000 Gauß stark waren, und die Schmerzen verschwanden.

• Einige meiner Freunde und Patienten probierten magnetische Halsbänder bei verschiedenen Beschwerden. Louise, die ab und zu Kopfschmerzen hat, wickelte ein magnetisches Halsband (mit Hämatit) um den Kopf und war nach wenigen Minuten schmerzfrei.

• Angelina hatte eine steife Schulter, die auf Chiropraktik, Massage und pulsierende Magnetfelder kaum ansprach. Also trug sie ein paar Wochen lang ein magnetisches Halsband mit Hämatit. Sie berichtete, ihr Hals werde erneut steif, wenn sie das Band einen oder zwei Tage lang abnehme.

• Philip kam eines Abends zum Essen und klagte über eine schmerzende Schulter. Ich gab ihm einen Dominomagneten aus Neodym, den er mit der Bionordseite auf die Schulter legte. Nach zwei Behandlungen, die jeweils 15 Minuten dauerten, ließen die Schmerzen um etwa 75 Prozent nach. Ein paar Tage später verringerte eine zweite Sitzung die Schmerzen um weitere 10 Prozent.

• Ein Käufer eines Magnetkissens schrieb: „Das Kissen hat meine Rückenschmerzen und meine steife Schulter bereits gebessert. Nochmals vielen Dank für das Kissen."

Diese Fälle sind typisch für die Anwendung von Magneten bei kleinen Verletzungen und leichten Schmerzen. Ich könnte Tausende solcher Geschichten sammeln. Die Ergebnisse sind im Wesentlichen gleich: Jemand hat Beschwerden, und die Magnettherapie hilft ihm.

Magnete helfen aber nicht sehr gut bei akuten Infektionen, obwohl sie einige kleinere Beschwerden lindern können.

• Der erste Patient, der eines meiner Instrumente gekauft hatte, rief einige Tage später an und sagte, er habe einen Schnupfen mit Halsentzündung geheilt, weil er sich sofort mit Magneten behandelt habe.

• Ein Freund linderte seine Halsentzündung schon nach 15 Minuten.

• Ein anderer Freund heilte einen verstauchten Finger in 15 Minuten, nachdem er den Bionordpol eines Magneten darauf gelegt hatte.

• Die Frau eines Freundes klagte über heftige Nacken- und Kopfschmerzen. Nach 15 Minuten Magnettherapie (Bionordpol) klangen die Schmerzen ab, und sie konnte am Abend ausgehen.

• Bei einem Patienten mit einer wunden Zehe verschwanden die Schmerzen nach einer Magnettherapie von 15 Minuten Dauer.

• Ein junger Mann, der ohne erkennbare Ursache Schmerzen im Bein hatte, war nach 15 Minuten beschwerdefrei.

Einige Leute hatten keinen Erfolg. Da sie sich selbst behandelten, kann es sein, dass sie nicht die richtige Stärke oder Polarität verwendeten. Aber die Magnettherapie wirkt nicht in allen Fällen, selbst wenn die Symptome scheinbar die gleichen sind wie bei Patienten, die Erfolg hatten.

Ich hatte einmal Kopfschmerzen, und eine Magnetbehandlung half nicht. Ein Akupunkteur setzte einige Nadeln zehn Minuten lang, und die Schmerzen verschwanden. Man kann nie im Voraus sagen, ob Magnete helfen können oder nicht, denn es spielen immer mehrere Faktoren mit. Letztlich müssen Sie selbst experimentieren.

• Becky, die achtjährige Tochter eines Freundes, kam aus Neuseeland zu Besuch und wurde eines Tages krank. Ein Arzt diagnostizierte eine eitrige Halsentzündung und gab ihr Antibiotika. Ein Magnettest der endokrinen Drüsen zeigte, dass die Hirnanhangdrüse, der Thymus, die Ovarien und der Dickdarm sowie alle Herzpunkte mit dem Biosüdpol behandelt werden mussten, während der Rachen den Bionordpol benötigte. Nach 20 Minuten war sie wieder munter wie gewöhnlich.

Einige Stunden später machte ich erneut einen Magnettest. Jetzt brauchte sie eine Behandlung mit dem Biosüdpol auf dem Herzen, dem Thymus und den Nieren (die Nieren hatte ich beim ersten Test übersehen). Ich behandelte diese Partien 12 Minuten, bevor sie zu Bett ging. Am nächsten Tag war sie wieder gesund. Zweifellos hatte das Antibiotikum ihr ebenfalls geholfen. Das ist ein gutes Beispiel dafür, dass die Magnettherapie eine ärztliche Behandlung sinnvoll ergänzen kann.

• Eines Tages sagte Beckys Mutter, sie fühle sich „schrecklich“. Sie war krank und reizbar. Ein Magnettest zeigte, dass fünf Drüsen und Organe gestört waren. Sie brauchte abwechselnd Behandlungen mit dem Biosüdpol und mit dem Bionordpol auf der Zirbeldrüse, der Hirnanhangdrüse, dem Thymus und so weiter. Ich behandelte sie 15 Minuten mit fünf pulsierenden Magnetkräften gleichzeitig. Sie berichtete über viel Energie in den Beinen, und ich riet ihr, ein Bad zu nehmen, um die Energie zu verteilen. Eine Stunde später ging es ihr wieder gut.

Ich habe solche Ungleichgewichte der endokrinen Drüsen oft festgestellt, wenn jemand krank ist. Der Grund könnte das Zusammenspiel der Drüsen sein: Wenn eine Drüse überaktiv ist, dann ist eine andere unteraktiv, und eine dritte versucht zu kompensieren und wird ebenfalls überaktiv. Solche Disharmonien kann man durch eine Magnettherapie beheben.

• Isabelle war seit zwei Monaten krank. Sie schlief auch tagsüber mehrere Stunden, weil sie keine Energie hatte. Ich testete alle endokrinen Drüsen und die anderen Organe, wie in Kapitel 4 beschrieben. Drei Drüsen und vier Organe waren aus dem Gleichgewicht geraten, aber nach einer einstündigen Magnetbehandlung war sie wieder wach und aktiv. Die Wirkung hielt aber nur eine oder zwei Stunden an, und am nächsten Tag war sie wieder müde. In den nächsten sechs Tagen behandelte ich sie täglich eine Stunde lang. Jeden Tag musste ich weniger Organe und Drüsen behandeln, und nach jeder Sitzung ging es ihr besser. Am siebten Tag war die Müdigkeit verschwunden und kehrte nicht mehr zurück.

• Ein Mann hatte einen Tumor im Hals. Ich erstellte eine Magnetdiagnose (siehe Kapitel 4) und behandelte ihn dementsprechend eine Stunde am Tag. Jeden Tag ging es ihm sichtlich besser. Am Ende des fünften Tages kaufte er ein Gerät und beendete die Therapie, erfreut über die Ergebnisse.

Die folgenden zwei Berichte stammen von Patienten, die ich nicht behandelt habe. Ich drucke sie ab, weil so viele Menschen Rückenschmerzen haben.

• Bruce aus Boston ist am Rücken operiert worden und trägt jedes Mal, wenn er Schmerzen hat, einen Magnetgürtel. Er hat verschiedene Stützgürtel probiert, aber sie haben nichts genützt. Der Magnetgürtel (mit dem Bionordpol am Körper) ist der einzige, der ihm hilft. Er braucht ihn nur alle paar Tage zwei bis drei Stunden zu tragen.

• Richard von Santa Cruz in Kalifornien klagte, er sei grantig und habe Kopfschmerzen und leichte Depressionen. Der Therapeut testete die Hirnanhang- und die Zirbeldrüse sowie den Brustbereich und stellte fest, dass der Biosüdpol den Patienten kräftigte. Nach sieben Minuten fühlte Richard sich wieder wohl.

Mit solchen Fallbeispielen könnte ich noch viele Seiten füllen; aber der Inhalt ist im Wesentlichen gleich: Ein Patient ist krank oder verletzt, und nach einer Magnettherapie geht es ihm besser. Natürlich gibt es auch einige Fehlschläge, aber die Erfolge sind viel zahlreicher.

Wissenschaftliche Studien

Auf der ganzen Welt bemühen sich Wissenschaftler herauszufinden, wie pulsierende Magnetfelder die Heilung fördern. Wir wissen noch nicht, welche Frequenzen, Wellenformen und Amplituden optimal sind, und auch die besten Behandlungszeiten müssen wir erst noch ermitteln. Außerdem müssen wir wissen, ob Magnetkräfte geschädigtes Gewebe tatsächlich regenerieren können oder ob sie nur eine vorübergehende Besserung herbeiführen.

Es gibt viele Studien über die Wirkung von Magnetkräften bei Knochenbrüchen, Nervenschäden und anderen Problemen. Auf einige Forschungsarbeiten gehe ich nachfolgend ein, weil sie von allgemeinem Interesse oder für bestimmte Krankheiten oder Therapien bedeutsam sind.

Hals und Schultern

Im Jahr 1976 nahmen mehr als 11.000 Patienten mit steifem Hals, Muskelschmerzen, Rheuma oder Neuralgie an einer Studie teil, die der japanische Arzt Kyoichi Nakagawa leitete. Die Kranken trugen Magnete, die etwa so groß waren wie große Vitaminkapseln und an spezifischen Akupunkturpunkten befestigt wurden. Der Bionordpol (–) berührte den Körper. Mehr als 90 Prozent der Patienten berichteten nach drei bis fünf Tagen von positiven Wirkungen.

Bei einer zweiten japanischen Studie wurden magnetische Halsbänder verwendet, wobei beide Pole seitlich von der Haut abgewandt waren. Bei 60 bis 80 Prozent der Patienten ließen die Schmerzen nach 7 bis 14 Tagen nach. Diese Studie ist wichtig, weil sie belegt, dass die Behandlung mit beiden Polen nicht so wirksam ist wie die Behandlung mit einem Pol. Leider ist es schwierig, ein Halsband herzustellen, das dem Körper nur einen Pol zuwendet.

Es gibt mehrere Studien über die Wirkung von magnetischen Halsbändern. Solche Halsbänder sind sehr beliebt. Eine asiatische Firma hat mehr als 10 Millionen Stück verkauft.

Eine japanische Firma, die biomagnetische Halsbänder herstellt, bat ihre Kunden um Berichte über deren Wirkung. Von den 33.000 Antworten waren fast 90 Prozent positiv. Selbst wenn man bei 13 Prozent einen Placeboeffekt annimmt, ist die Zahl der Erfolge beachtlich.

Die Firma hat herausgefunden, dass die Wirkung meist nicht sofort eintritt, sondern allmählich innerhalb von 2 bis 4 Tagen. Unangenehme Nebenwirkungen wurden nicht beobachtet. Da viele Menschen vom Autofahren, Fernsehen oder Arbeiten am Computer einen steifen Hals bekommen, würden wahrscheinlich viele von einem magnetischen Halsband profitieren.

Im Rahmen einer Studie an der Universität Tokio (Hirose 1976) trugen fast 200 Teilnehmer zwei Wochen lang entweder ein Halsband mit einem 200-Gauß-Magneten oder ein Halsband mit neun kleinen 1300-Gauß-Magneten. Die Gruppe mit den stärkeren Magneten berichtete innerhalb von 2 oder 3 Tagen von einer Besserung. Die Halsbänder heilten oder linderten nicht nur Steifheit, sondern auch Menstruationsschmerzen und Schulterschmerzen bei älteren Patienten. In einigen Fällen verbesserte sich der Zustand des ganzen Körpers.

Mehrere andere Studien zeigten ebenfalls positive Resultate. Ein Wissenschaftler erklärte, die Halsbänder seien bei Gesunden im täglichen Leben wirksamer als bei Schwerkranken. Die Halsbänder linderten zwar Steifheit im Hals und in den Schultern und erleichterten die Arbeit, aber sie halfen nicht bei ernsteren Beschwerden.

Im März 1984 veröffentlichte die bekannte britische Ärztezeitschrift *Lancet* einen Artikel von Allan Binder und anderen über die Wirkung von pulsierenden Magnetfeldern bei Schulterschmerzen. Obwohl diese Studie jetzt 18 Jahre alt ist, gehört sie zu den besten Arbeiten ihrer Art.

Die Autoren diskutieren zunächst die Anwendung von Kortikosteroiden. Diese starken Hormone, die in den Nebennieren gebildet werden, halfen 67 Prozent der 138 Patienten in einer Klinik in Cambridge; aber gelegentlich gab es Nebenwirkungen, zum Beispiel ein aufgedunsenes Gesicht.

29 Patienten derselben Klinik wurden für ein Experiment mit pulsierenden Magnetfeldern ausgewählt. Bei ihnen hatten Hormoninjektionen nicht gewirkt, und sie litten seit mehr als 3 Monaten an steifen Schultern. Bei jeder Visite wurde die Stärke der Schmerzen mit einer subjektiven Skala gemessen; außerdem untersuchten die Ärzte, wie leicht und in welchem Umfang die Patienten ihre Schultern bewegen konnten. Die 29 Patienten wurden in zwei Gruppen eingeteilt, von denen nur eine behandelt wurde, und zwar mit einer Spule, die einen Durchmesser von 13 Zentimetern hatte und auf die Schulter gelegt wurde.

Ein Gerät erzeugt ein 20 Gauß starkes Magnetfeld mit 73 Zyklen in der Sekunde (diese ungewöhnliche Frequenz wurde nicht erklärt und die Polarität nicht angegeben). Die Patienten benutzten die magnetische Spule 5 bis 9 Stunden täglich.

Nach vier Wochen ging es den meisten behandelten Patienten besser. Darum wurde nun auch die Kontrollgruppe behandelt. Auch ihr Zustand besserte sich, und nach 16 Wochen war nur bei 3 von 29 Patienten keine positive Wirkung festzustellen. Nebenwirkungen gab es nicht. Bemerkenswert ist, dass diese 29 Patienten nicht auf Kortikosteroide angesprochen hatten.

Die Autoren der *Lancet*-Studie kümmerten sich anscheinend nicht um die Polarität. Hätten sie es getan, wäre die Besserung wahrscheinlich schneller eingetreten. Außerdem habe ich durch Muskeltests festgestellt, dass Pulsfrequenzen über 30 Hertz nicht so kräftigend wirken wie Frequenzen von 14 bis 20 Hertz. Dr. Lau und Dr. Warnke (siehe Seite 126) sind der Meinung, dass 16 Hertz optimal sind, um die Durchblutung und Sauerstoffversorgung zu steigern. Dauermagnete mit der richtigen Polarität wirken bei Schulterschmerzen ebenfalls, wenn auch vielleicht langsamer.

Vermischtes

In Indien wiesen Forscher nach, dass Albinoratten, die man einen Monat lang mit pulsierenden Magnetfeldern von 0,1 Hertz behandelt, besser vor Kälteschäden geschützt sind. Die Ratten erholten sich innerhalb von 10 bis 12 Tagen nach einem Kälteschock. Unbehandelte Ratten brauchten 24 bis 30 Tage, und drei starben.

In China untersuchten Wissenschaftler die Wirkung von kleinen Magneten, die sie bei 300 Patienten auf Akupunkturpunkte legten. Diese Menschen hatten auf Nadeln und westliche oder chinesische Medikamente nicht angesprochen. Bei 72 Prozent der Kranken war die Wirkung positiv, und als man zusätzlich einen rotierenden Magneten benutzte, ging es sogar 85 der Patienten besser. Rotierende Magnete wurden auch früher schon angewandt. Vermutlich entdeckten Heiler vor vielen Jahren, dass diese Magnete hilfreich sind. Vielleicht ist dies eine archaische Methode, Polaritäten zu wechseln oder pulsierende Magnetkräfte zu erzeugen. Heute können wir diese Wirkung mit elektrischen Geräten viel einfacher erzielen.

Krebs

Es gibt zwar viele Berichte über die Rückbildung von Tumoren bei Menschen; aber in Studien werden meist Mäuse benutzt.

Der chinesische Arzt Y. S. Kim schrieb 1976 eine Übersicht über diese Studien. Er bemerkte, dass Krebszellen stärker auf eine Magnettherapie reagieren als normale Zellen und dass ihr Wachstum in den meisten Studien gebremst wurde. Beide Polaritäten wurden angewandt. Magnettherapeuten empfehlen dagegen, Krebs nur mit dem Bionordpol zu behandeln.

Weber und Cerilli stellten 1971 fest, dass Tumore bei Mäusen nur halb so schnell wuchsen, wenn man die Tiere mit Magneten behandelte. Sie benutzten ein sehr starkes statisches elektromagnetisches Feld mit 38 Kilogauß, geben die Polarität aber nicht an.

Auch Jano Barnothy von der Stiftung für biomagnetische Forschung in Evanston, Illinois, konnte Tumore bei Mäusen mit Magnetkräften hemmen. Die Polarität berücksichtigte er anscheinend nicht.

Eine sowjetische Studie erbrachte positive Ergebnisse bei Lungenkrebs. In einer anderen Studie wurde magnetisiertes Wasser benutzt, um das Wachstum von Tumoren zu hemmen. Leider sind mir keine Einzelheiten bekannt.

Sauerstoff und Durchblutung

Wenn man Magnete auf den Körper legt, nimmt die Durchblutung zu, und die Gewebe nehmen mehr Sauerstoff auf. Das dürfte einer der Gründe für die Wirksamkeit der Magnettherapie bei vielen unterschiedlichen Beschwerden sein.

Der deutsche Arzt Ulrich Warnke benutzte ein 5 Gauß starkes pulsierendes Magnetfeld mit einer Frequenz von 20 Hertz im Kopfbereich. Ein spezielles Gerät maß die Infrarotstrahlung bestimmter Körperteile.

Dr. Warnke stellte fest, dass die Durchblutung in den Armen und Händen bei manchen Patienten innerhalb von zwei Minuten zunahm. Er bestimmte auch den Sauerstoffpartialdruck an der Haut und fand, dass dieser bei seinen 58 Patienten durchschnittlich um 200 Prozent stieg. Es gab jedoch große individuelle Unterschiede.

Ich nehme an, dass er abwechselnd mit dem Nord- und Südpol behandelte, aber der mir vorliegende Artikel ist hier nicht ganz klar. Die

Polarität ist eine wichtige Variable. Innerhalb jedes Pulsintervalls von 1/40 Sekunde gab es 4 Subpulse.

Dieses Pulsmuster war vielleicht komplexer als notwendig, vor allem wenn die Polaritäten bei den Subpulsen wechselten. Wir wissen allerdings noch nicht genug über die Wirkungen von Magneten, um sagen zu können, was am besten ist.

Dr. Warnke schloss aus seinen Befunden, dass die großen Blutgefäße sich ebenso erweiterten wie die Kapillaren in der Peripherie. Die Durchblutung des Kopfes nahm nur zu, wenn er den Kopf mit pulsierenden Magnetfeldern behandelte.

In einer Studie mit Fröschen und Fischen stellte Dr. Warnke fest, dass die Kapillaren unter dem Einfluss von Magneten erweitert blieben, während sie ansonsten abwechselnd enger und weiter wurden.

Magnetkräfte fördern aber nicht nur die Durchblutung, sondern auch die Sauerstoffversorgung der Zellen. Dr. Warnke berichtet, dass die Menge des im Gewebe gelösten Sauerstoffs um 200 Prozent stieg.

Um diese erstaunlichen Ergebnisse zu überprüfen, brachte er Messinstrumente direkt auf der Haut an. Außerdem konstruierte er spezielle Glasbehälter, die er mit Stickstoff füllte und am Arm und an der Hand verschloss. Die Menge des Sauerstoffs, die aus der Haut in den Stickstoffbehälter diffundierte war ein weiteres Indiz dafür, dass die Sauerstoffaufnahme unter dem Einfluss pulsierender Magnetfelder zunimmt.

Im Jahr 1980 wusste Dr. Warnke noch nicht genau, woran das lag. Er stellte vierzehn Hypothesen auf und plante weitere Studien. Folgende Parameter stellten sich bei seinen ersten Forschungsarbeiten als wichtig heraus:

- Die Ergebnisse waren am besten, wenn die Magnetkraft etwa 5 Gauß stark war. Stärkere Kräfte verbesserten die Resultate nicht.
- Frequenzen unter 6 Hertz waren wirkungslos (das bestätigt auch Dr. Lau, siehe unten).
- Bei Kindern war die Wirkung oft größer.
- Die Ergebnisse waren besser, wenn die Patienten sich hinlegten.
- Versuchspersonen, die sich vor der Behandlung 15 Minuten lang intensiv bewegten, sprachen besonders gut darauf an.

In den USA untersuchte Dr. Benjamin Lau an der Universität Loma Linda ebenfalls den Einfluss von pulsierenden Magnetkräften auf den Blutsauerstoff. Er behandelte 26 Patienten im Alter zwischen 12 und

65 Jahren im Brustbereich mit pulsierender Magnetkräften, die von 2 bis 20 Hertz und von 2 bis 100 Gauß variierten. Die Polarität wurde nicht angegeben. Der Apparat stammte von der Elec GmbH in Deutschland. Die Forscher benutzten eine Spule, die so groß war, dass man sie auf den Kopf und auf den Brustkorb legen konnte. In diesem Fall wirkte die Magnetkraft offensichtlich senkrecht auf den Körper ein. Ein Ultraschall-Durchströmungsmesser wurde über der Arteria radialis auf die Haut gelegt. Dr. Lau stellte Folgendes fest:

- Bei 60 Prozent der Patienten nahm die Durchblutung bei einer Frequenz von 15 Hertz maximal (200 bis 400 Prozent) zu.
- Die Durchblutung nahm nicht zu, wenn die Frequenz 5 Hertz oder weniger betrug (zu einem fast identischen Befund kam Dr. Warnke in Bezug auf die Sauerstoffaufnahme).
- Bei 20 Hertz erreichte die Durchblutung nur bei 20 Prozent der Versuchspersonen ein Maximum.
- Die stärkste Reaktion gab es bei 5 Gauß (das bestätigt Dr. Warnkes Studie über die Sauerstoffaufnahme).
- Bei den meisten Teilnehmern veränderten sich Blutdruck und Puls kaum, da die Arterien sich weiteten.

In einer zweiten Studie benutzte Dr. Lau eine Elektrode, die er am Unterarm oder im Handteller anbrachte. Er behandelte 64 Patienten mit pulsierenden Magnetkräften von unterschiedlicher Frequenz und Stärke im Brustbereich. Auch hier sind die Resultate interessant:

- Pulsfrequenzen unter 10 Hertz erhöhten den Partialdruck des Blutsauerstoffs bei den meisten Patienten nicht. Bei 40 Prozent der Teilnehmer sank er sogar.
- Bei einer Pulsfrequenz von 12 bis 20 Hertz stieg der Sauerstoffpartialdruck bei 90 Prozent der Versuchspersonen zwischen 100 und 400 Prozent. Der Anstieg erfolgte langsam und erreichte seinen Gipfel innerhalb von 10 bis 15 Minuten. Er hielt nach der Behandlung mehrere Stunden an.

Die Befunde von Dr. Lau und Dr. Warnke wurden von anderen Studien bestätigt.

Der schwedische Ingenieur Ivan Troeng experimentierte mit Krebskranken. Er berichtet, dass Patienten, die mit Magneten behandelt wurden, nach drei Wochen 30 Prozent mehr Sauerstoff aufnahmen als die Kontrollgruppe. Bei einem Versuch mit Fußballspielern maß er einen Anstieg der Sauerstoffaufnahme um rund 25 Prozent.

Ein kanadischer Forscher bestimmte den Sauerstoffgehalt von Pferdeblut vor und nach einer einstündigen Magnetbehandlung. In einem Fall stieg die Sauerstoffmenge um 52 Prozent.

Dafür gibt es mehrere Erklärungen, zum Beispiel:

- Die elektrische Ladung an der Oberfläche der roten Blutkörperchen nimmt zu, sodass sie einander abstoßen und nicht verklumpen. Wenn sie verklumpen, ist die Fläche, die Sauerstoff absorbieren kann, kleiner.
- Der Gehalt an Kalziumbikarbonat im Blut nimmt zu. Diese Substanz transportiert offenbar Sauerstoff.

Es ist noch unklar, wie Magnetkräfte die Ladung von Blutkörperchen ändern. Weitere Studien sind erforderlich. Vor vielen Jahren haben Linus Pauling und andere Chemiker jedoch bereits Grundlagenforschung betrieben.

Da Eisen ein Bestandteil des Hämoglobins ist (ein Eisenatom befindet sich in der Mitte dieses komplexen Moleküls), nehmen einige Wissenschaftler an, dass die Blutkörperchen unter dem Einfluss von Magneten eine Reihe bilden, was unter dem Mikroskop zu sehen sein müsste. Andere bestreiten das, obwohl die Frage davon abhängen könnte, ob die Blutkörperchen Sauerstoff aufgenommen oder abgegeben haben. Aber wenn die Blutkörperchen auf Magnetfelder reagieren würden, müssten sie verklumpen und würden dann weniger Sauerstoff absorbieren.

Die Wirkung von Magneten auf das Eisen im Hämoglobin ist schwer zu bestimmen. Im Jahr 1845 untersuchte Michael Faraday, ein Pionier auf dem Gebiet der Elektrizität und des Magnetismus, die magnetischen Eigenschaften von getrocknetem Blut. Ihm entging ein Effekt, von dem Pauling viele Jahre später berichtete: Mit Sauerstoff gesättigte Blutkörperchen reagieren auf Magnetkräfte um bis zu 20 Prozent schwächer als „leere“ Blutkörperchen. Blutkörperchen ohne Sauerstoff enthalten vier unpaarige Elektronen, die sich nach einem äußeren Magnetfeld ausrichten. Sobald sie Sauerstoff aufgenommen haben, werden die vier freien Elektronen gebunden und reagieren nicht mehr auf äußere Magnetfelder. Pauling erhielt 1954 für seine Arbeit über die magnetischen Eigenschaften des Hämoglobins den Nobelpreis.

Jedes Hämoglobinmolekül besteht aus einem zentralen Eisenatom, umgeben von vier Sauerstoffmolekülen, die ihrerseits je zwei Sauerstoffatome enthalten. Ein Eisenatom kann also maximal acht Sauerstoffmoleküle transportieren. Allerdings befördern nicht alle Hämoglobinmoleküle acht Sauerstoffatome. Hier können Magnete und Nahrungsergänzungen eingreifen. Pauling entdeckte, dass Sauerstoffmoleküle, die sich mit einem Hämoglobinmolekül verbinden, ihre elektrische Struktur ändern. Der Sauerstoff kann sich einem Magnetfeld nicht länger widersetzen, und das Hämoglobinmolekül reagiert nicht mehr auf Magnete. Magnetfelder bewirken, dass das Hämoglobin die maximale Menge Sauerstoff aufnimmt – aber wie das geschieht, bleibt ein Rätsel.

Das Säure-Basen-Gleichgewicht des Blutes entscheidet mit darüber, wie viel Sauerstoff das Hämoglobinmolekül transportieren kann. Der pH-Wert des Blutes ist bei jedem Menschen ein wenig verschieden. Normales Blut ist leicht alkalisch. Linus Pauling erforschte 1935 den Zusammenhang zwischen der Sauerstoffmenge in den roten Blutkörperchen und dem pH-Wert im Blut – das Verhältnis beträgt nicht einfach eins zu eins, sondern ist komplizierter. Da Magnetfelder die Struktur von Wasser und anderen Flüssigkeiten (z. B. Fruchtsaft und Wein) beeinflussen, haben sie wahrscheinlich auch Einfluss auf das Blut und damit die Sauerstoffmenge in den Hämoglobinmolekülen.

Wenn wir tierische Produkte essen oder an Bronchitis leiden, verklumpen die Blutkörperchen und nehmen daher weniger Sauerstoff auf. Keffi Bell, eine Medizintechnikerin in Santa Cruz, hat beobachtet, dass die Magnettherapie die Verteilung der Blutkörperchen innerhalb von 20 Minuten verändern kann.

Vor einigen Jahren – als mir diese Studien noch nicht bekannt waren – behandelte ich meinen Brustkorb versuchsweise mit Magneten (Biosüdpol) und bemerkte, dass mir Dauerläufe leichter fielen und dass ich beim Schifahren im Hochgebirge selbst am ersten Tag keinerlei Atemnot spürte. Die meisten Menschen müssen sich im Gebirge erst einige Tage lang anpassen, und die vollständige Anpassung kann einen Monat dauern. Früher hatte ich ebenfalls drei Tage gebraucht, um mich an die Höhe zu gewöhnen. Auch bei einigen Ausflügen ins Gebirge (4000 Meter hoch) hatte ich keine Probleme. Das war großartig! Ich behandelte mich zwei Tage vor diesen Ausflügen eine oder zwei Stunden lang und vor dem Laufen eine halbe Stunde.

Manche Marathonläufer benutzen ebenfalls Magnete. Auch für Bergsteiger dürften sie nützlich sein.

Ein pulsierendes Magnetfeld löst im behandelten Körperteil häufig ein Wärmegefühl aus. Das liegt wahrscheinlich an der besseren Durchblutung.

Diese Studien und anekdotischen Berichte zeigen, dass Magnetkräfte den Sauerstoffgehalt des Blutes steigern. Dadurch verbessern sie auch die Ausdauer und beschleunigen die Genesung bei Verletzungen und Krankheiten.

Studien zur Arthritis

Arthritis gehört zu den Krankheiten, die auf eine Magnetbehandlung am besten ansprechen.

Einer Ärztegruppe in Connecticut, darunter David Trock und Richard Markoll, verdanken wir eine der neusten Studien, die sich vor allem mit der Osteoarthritis befasst. Die Mediziner bestimmten die wirksamste Magnettherapie durch Versuch und Irrtum bei 20 Arthritispatienten. In Europa leiteten sie eine große Pilotstudie mit 861 Patienten, die an arthritischen Beschwerden litten. Als bei 70 bis 80 Prozent dieser Kranken eine Besserung eintrat, beschlossen sie, in den USA eine Doppelblindstudie durchzuführen, denn sie wollten erreichen, dass ihr Magnetfeldgenerator amtlich zugelassen wurde.

Sie behandelten 27 Patienten mit Arthritis im Knie achtzehnmal 30 Minuten lang mit einem pulsierenden Magnetfeld unter 30 Hertz. Die Stärke lag zwischen 10 und 20 Gauß. Die Symptome besserten sich zwischen 23 und 61 Prozent, gemessen an mehreren Parametern.

Dr. Trock berichtet, dass über 200.000 Patienten, meist in Europa, ohne abträgliche Nebenwirkungen mit pulsierenden Magnetkräften behandelt wurden.

Sarada Subrahmanyam und Sanker Narayan vom Institut für Magnetbiologie in Madras studieren die Wirkungen pulsierender Magnetkräfte seit 1979. In einer Pilotstudie lösten sie bei Ratten künstlich Arthritis aus und stellten fest, dass sie die Entzündung mit pulsierenden Magnetkräften innerhalb von 3 bis 4 Tagen heilen konnten. Ohne Behandlung klang die Entzündung erst nach 3 bis 4 Wochen ab.

Nach diesem Erfolg begannen sie, 1000 Arthritispatienten systematisch mit rund 350 Gauß starken pulsierenden Magnetkräften zu behandeln. Die Frequenz betrug 0,1 Hertz, die Behandlungszeit 30 Minuten am Tag innerhalb von 30 bis 40 Tagen. Die Forscher untersuchten die Patienten und deren Blut, maßen die Bewegungsfreiheit und machten Röntgenaufnahmen.

Etwa 75 bis 80 Prozent der Patienten mit rheumatoider Arthritis und Osteoarthritis erlangten ihre Bewegungsfreiheit zum größten Teil zurück und waren schmerzfrei. Abgesehen von zwei Ausnahmen gab es nach zwei Jahren keine Rückfälle. Zwischen 80 und 85 Prozent der Patienten mit Wirbelsäulenarthritis waren nach 30 Tagen schmerzfrei.

Dr. Benjamin Lau von der Universität Loma Linda in Kalifornien behandelte 19 Patienten, die an mäßiger bis schwerer Gelenksteife litten. Sie wurden etwa drei Wochen lang täglich behandelt (Zeit, Frequenz und Polarität wurden nicht angegeben). 16 Patienten berichteten, die Gelenksteife sei verschwunden, und sie hätten nur noch leichte oder gar keine Schmerzen.

In der Sinadecki-Klinik in Wloszczowa, Polen, wurden etwa 200 Patienten mit rheumatoider Arthritis täglich 20 bis 25 Minuten mit pulsierenden Magnetkräften behandelt. Die Schmerzen verschwanden nach 5 bis 6 Sitzungen, aber die Behandlung wurde erst nach 10 bis 15 Sitzungen beendet. Die Magnete war bei 73 Prozent der Kranken wirksam, verglichen mit 45 Prozent bei der Kurzwellentherapie, die der Kontrollgruppe verabreicht wurde. Die Wirkung hielt mehrere Monate an.

Sowohl die Polarität als auch die Frequenz sind wichtige Variable. Das sollten künftige Studien über Arthritis (und Menschen, die sich zu Hause selbst behandeln) berücksichtigen, damit die Ergebnisse noch besser werden. Vielleicht braucht jeder Mensch seine eigene Frequenz, und möglicherweise wird irgendwann ein Punkt erreicht, an dem der beruhigende Bionorden durch den stimulierenden Biosüden abgelöst werden sollte. In beiden Fällen gibt der Muskeltest schnell Auskunft.

Wir brauchen noch viele weitere Studien, bevor wir die Grundlagen der Magnetheilung verstehen: Was wirkt am besten und warum? Bis dahin haben Sie die Möglichkeit, zu Hause etwas Neues zu entdecken!

Unangenehme Nebenwirkungen sind nicht zu erwarten, schon gar nicht, wenn Sie die allgemeinen Empfehlungen in Kapitel 4 befolgen. Die Magnettherapie ist wirksam. Die Frage ist nur, wie gut und wie schnell sie wirkt.

Kapitel 10

Magnetismus und Spin

Begriffserklärungen

Was ist Magnetismus? Keine rein verbale Antwort kann uns zufrieden stellen. Darum sollten wir besser fragen, wie der Magnetismus wirkt. Welche Beobachtungen führten zu der Erkenntnis, dass es so etwas wie Magnetismus gibt?

Das Wort „Magnetismus" wird leider oft unkritisch und historisch verwendet. Sobald ein Wort in die Alltagssprache eindringt, wird seine Bedeutung durch Vorurteile vernebelt.

Da der Begriff „Magnetismus" ein Hauptwort ist, neigen viele dazu, unter Magnetismus ein *Ding* zu verstehen. Haben wir nicht in der Schule gelernt, ein Hauptwort bezeichne Personen, Orte oder Dinge? Dies ist ein subtiles, aber mächtiges Vorurteil unserer Sprache, das es uns schwer macht, die dynamischen Strukturen der Wirklichkeit zu begreifen. Die Sprache ist eine Art Metaverstand, der teilweise für uns denkt. Wir merken oft gar nichts davon, weil wir Worte und Begriffe unbewusst für „die Wahrheit" halten. Aber Worte sind nur vage Symbole der Wirklichkeit.

Die Vorstellung, der Magnetismus sei ein Ding, hat zur Folge, dass wir annehmen, eine Substanz sei damit überzogen wie mit einer Lackschicht. Anton Mesmer sagte: „Ich beobachte mit Bedauern, dass die Leute diesen Begriff missbrauchen. Sobald sie mit dem Wort vertraut sind, reden sie sich ein, sie hätten das Phänomen verstanden. Aber sie haben lediglich eine Vorstellung vom Wort." Das gilt heute noch so wie vor 200 Jahren.

Beobachtungen

Wie ich in Kapitel 3 erwähnt habe, machte Hans Oersted als erster einige Beobachtungen, die einen Zusammenhang zwischen Elektrizität und den Bewegungen der Kompassnadel nahe legten. Man schloss aus seiner Entdeckung, dass ein elektrischer Strom ein Magnetfeld erzeugt, wie man es bei Magnetit beobachten kann (damals gab es keine künstlichen Dauermagnete, sondern nur Magnetit und Kompasse).

Die *Richtung* der Magnetkraft verändert sich an einem Draht ständig und kreisförmig. Man kann also nicht einfach von einem Nordpol oben und einem Südpol unten sprechen

Oersted machte seine Beobachtung 75 Jahre vor der Entdeckung der Teilchen, die man Elektronen nennt, und seine Forschungen dienten James Clerk Maxwell als Grundlage für seine Formeln zur Äquivalenz von Elektrizität und Magnetismus. Heute wissen wir, dass sich Elektronen in der Nähe eines stromführenden Drahtes spiralig um den Draht bewegen. Die Magnetkraft wirkt im rechten Winkel zur elektrischen Kraft, und darum bewegen sich geladene Teilchen in einer Umlaufbahn und werden weder abgestoßen noch angezogen.

Da wir heute auch mehr über Elektronen und Protonen wissen, können wir sagen, dass weder der Magnetismus noch die Elektrizität Dinge oder Eigenschaften einer Substanz sind. Es handelt sich vielmehr um immanente Aspekte der Elektronen und Protonen sowie anderer subatomarer Partikel. Elementarteilchen gelten heute als Energiewirbel, nicht als kleine Kügelchen.

Die elektrische Ladung, die Magnetkraft, der Spin und die Masse sind nichts weiter als Abstraktionen, die Physiker aus Experimenten abgeleitet haben.

Die Kräfte der klassischen Physik

Der Begriff „Kraft“ steht für eine beobachtete Bewegungsänderung. Mit diesem Wort verbergen wir unsere Unwissenheit – aber so wird das Spiel gespielt, das man Physik nennt.

Wenn Elektronen sich ansammeln, etwa an der Oberfläche einer Metallkugel und an einer Folie, die sich in der Nähe der Kugel bewegt, dann sagen wir: Hier sind elektrische Kräfte am Werk. Wenn Elektronen einen Strahl bilden oder in einem Draht fließen und andere Elektronen in der Nähe des Strahls oder Drahtes ihre Richtung ändern, dann sagen wir: Das bewirkt der Magnetismus. Wenn wir einen Gegenstand hochheben und fallen lassen, sagen wir: Er fällt unter dem Einfluss der Schwerkraft. Aber all diese Worte erklären die Bewegungen nicht; sie helfen uns nur, darüber zu reden.

In der klassischen Physik nimmt man an, dass eine Kraft im Spiel ist, wenn ein Objekt sich bewegt oder seine Richtung ändert.

Aber wir können Magnetkräfte auch anders erklären. Jedes Elektron ist ein winziger Energiewirbel. Wenn eine große Zahl von Elektronen in die gleiche Richtung wirbelt – das geschieht, wenn wir ein Stück Eisen magnetisieren –, werden die anderen Elektronen in der Nähe in den Strudel gerissen, und wir sagen: Dieses Stück Eisen ist magnetisch.

Wenn Elektronen in einem Draht fließen, organisieren sich ihre individuellen Spins so, dass ein äußerer Spin – die Summe aller einzelnen Spins – in der Umgebung des Drahtes wirksam wird. Legt man zwei stromführende Drähte parallel nebeneinander und hat der Strom die gleiche Richtung, bewegen die Drähte sich aufeinander zu und die Spins der vielen fließenden Elektronen in den Drähten gleichen sich an (siehe Abbildung auf Seite 25). Zwei Magnete, die sich abstoßen oder anziehen, verhalten sich demnach wie zwei Drahtspulen.

Diese Beispiele und andere, die Sie sich ausdenken können, belegen den Zusammenhang zwischen Magnetismus und Spin.

Die Entdeckung einer biologischen Spinkraft

Im Jahr 1978 entdeckte ich eine biologische Kraft in der Umgebung des menschlichen Körpers, die offenbar eine spezielle Form der Spinkraft ist. Sie zeigt sich als Drehmoment, der auf einen hängenden Rahmen einwirkt. Diese Kraft beobachtete ich auch an einer Katze, einer Pflanze, einer Wassermelone und einer Grapefruit, und wahrscheinlich umgibt sie alle lebenden Wesen. Sie ist nicht magnetisch im üblichen Sinne, sondern ihre Amplitude variiert im Einklang mit dem Magnetfeld der Erde: Sie wird größer, wenn Magnetstürme toben, also muss sie mit dem Magnetismus zusammenhängen. Die Kraft wirkt wie eine Spinkraft, da sie hängende Objekte um den Körper herum rotieren lässt (die Objekte schwingen also nicht hin und her). Gewöhnlich bewegt sie sich im Uhrzeigersinn, von einem Standpunkt oberhalb des Kopfes aus betrachtet. Sie variiert auch mit dem seelischen Zustand und der Vitalität eines Menschen. Diese Kraft ist schätzungsweise eine Million mal stärker als das Magnetfeld des Körpers. Heiler haben eine große Spinkraft, und meist können sie meine Instrumente besser zum Rotieren bringen als andere Leute. Wenn wir krank sind oder meditieren, nimmt die Spinkraft ab. Vielleicht hat sie etwas mit der Energie zu tun, die man Chi, Prana oder Lebenskraft nennt. Mehr darüber finden Sie in *The Body Magnetic* (Kapitel 3) und im *American Journal of Acupuncture* vom Dezember 1983. Ein einfaches Gerät, das die Spinkraft misst, ist zu einem geringen Preis erhältlich.

Die Spinkraft oder Aura scheint eine völlig neue Kraft zu sein. Vielleicht ist der Magnetismus nur ein Spezialfall dieser Kraft. Tesla sprach von einer „höheren Oktave" des Magnetismus (siehe Kapitel 12). In Dänemark machte Dr. Bjoorn Vlistigk die gleiche Entdeckung. Er konstruierte eine große, hängende Struktur mit schweren Magneten. Wenn ein Mensch darunter sitzt, drehen sich die Gewichte und treiben einen elektrischen Generator an, der angeblich über 1000 Watt erzeugt.

Spin – eine fünfte Kraft?

Gestützt auf meine Entdeckung, die von anderen bestätigt oder unabhängig von mir gemacht wurde, schlage ich vor, dass wir den Spin als fundamentale Kraft neben den anderen fundamentalen Kräften ansehen. Spin gibt es überall. Man kann ihn in der Umgebung fast jedes Gegenstandes beobachten, von Galaxien bis zu subatomaren Teilchen. Die physikalischen Kräfte wären demnach miteinander verbunden, denn der Spin ergänzt die Schwerkraft. Elektrizität und Magnetismus sind Aspekte stationärer und sich bewegender Teilchen, und der Magnetismus scheint ein Spezialfall des Spins zu sein. Spinkräfte, die Sonnen und Planeten umgeben, halten Sonnen- und Satellitensysteme zusammen. Auch spiralige Galaxien werden offenbar von Spinkräften geformt. Spinkräfte im Umfeld von Elektronen und Protonen könnten das Atom stabilisieren.

Wenn wir den Spin als fünfte Kraft akzeptieren, wird klar, warum die Materie im Universum sich nicht verklumpt hat, und vielleicht wäre dann auch das Rätsel der fehlenden Masse gelöst, denn der Spin könnte erklären, warum Sterne an der Peripherie einer Galaxis schneller rotieren als die Schwerkraft allein es erwarten lässt (mehr darüber in *The Body Magnetic*, Kapitel 4).

Der Spin, der lebende Organismen einhüllt, kann die Physik mit der Biologie vereinen. Dic nachfolgende Tabelle fasst die physikalischen Kräfte zusammen. Sie enthält aber nicht die beiden anderen Kräfte: die starke und die schwache Kernkraft, die verhindern, dass die Teilchen eines Atomkerns einander abstoßen, wodurch das Atom zerbrechen würde.

Die Kräfte des Universums

Beachten Sie, dass jede Kraft die niedrigeren Kräfte einschließt. Spinkräfte erzeugen Drehung; Magnetkräfte ziehen an, stoßen ab und verdrehen; elektrische Kräfte ziehen an und stoßen ab; und die Schwerkraft zieht an. In diesem Modell tragen die Kräfte dazu bei, das Universum auf noch komplexere Weise zu strukturieren. Ohne Magnetkräfte würden Elektronen und Protonen einander in einem Energieblitz vernichten. Ohne Spinkräfte würde die Schwerkraft letztlich das ganze Universum einstürzen lassen. Selbst das Licht wird von der Schwerkraft beeinflusst. Der Spin ist aber keine Antischwerkraft. Er ergänzt sie nur und sorgt dafür, dass Teilchen eine Umlaufbahn einhalten, einerlei, ob sie eine elektrische Ladung haben oder nicht. Zweifellos gibt es noch höhere Kräfte, zum Beispiel eine universelle Kraft der Organisation oder Lebenskraft, vielleicht sogar eine Kraft der Liebe (siehe dazu mein Büchlein *The Quantum Theory of Love*) und eine schöpferische Kraft.

Beachten Sie, dass die Spinkraft, die mit dem Magnetismus zusammenhängt, nicht die gleiche Richtung hat wie die Spinkraft, die Planeten und Sterne dazu bringt, sich um ihre Achse zu drehen. Die Erde dreht sich um ihren Nordpol. Die Magnetkraft wirkt fast im rechten Winkel dazu; sie dringt in einen Pol ein und tritt am anderen aus. Der Magnetpol weicht einige Grad von der Drehachse ab. Bei einigen schnell

KRAFT	WIRKUNGSEBENE	WIRKUNGEN
Schwerkraft	wirkt zwischen jeder Materie	Zieht Materie an
Elektrische Kraft	wirkt nur zwischen geladenen Teilchen	Zieht an oder stößt ab
Magnetkraft	tritt auf, wenn geladene Teilchen sich bewegen	Verdreht und zieht dann an oder stößt ab, und zwar im rechten Winkel zur Bewegungsrichtung. Wird nur von anderen geladenen Teilchen wahrgenommen. Veranlasst geladene Teilchen, sich in Kreisen oder Spiralen zu bewegen.
Spin	umgibt möglicherweise alle Körper; viel größer in der Umgebung lebender Organismen	Veranlasst alle Körper, sich umeinander zu drehen. Wirkt der Schwerkraft entgegen. Erzeugt komplexe Formen oder Strukturen.

rotierenden Planeten wie Uranus und Neptun weicht der Magnetpol um etwa 45° von der Drehachse ab. Seien Sie unbesorgt, wenn das alles Sie schwindlig macht – ich verstehe es selbst nicht ganz, sonst könnte ich es besser erklären. Vielleicht kann ein Leser, der besser als ich über nukleare Spins Bescheid weiß, etwas zur Klarheit beitragen.

Magnetismus und Monopole – noch mehr Begriffsverwirrung

Ein Grund dafür, dass der Magnetismus mit der Elektrizität auf einen Haufen geworfen wird, könnte ein sprachliches Missverständnis sein, das seinerseits auf ein altes Missverständnis über die Natur des Magnetismus zurückgeht. Anfangs glaubte man, ein Magnet habe zwei Pole: Norden und Süden. Diese beiden Pole galten als unterschiedlich. Heute wissen wir, dass die Pole nichts weiter sind als zwei Richtungen, die sich ständig ändern. Magnete bestehen aus Spulen, die meist eine flache oder zylindrische Form haben. Diese Formen heben zwei Richtungen hervor, die wir üblicherweise als Norden und Süden bezeichnen. Das ist kein Wunder, weil Dauermagnete einst wie Hufeisen oder Zylinder aussahen. In Wirklichkeit umkreisen die Magnetkräfte die Spule, wie die Abbildung auf Seite 31 zeigt.

Norden und Süden sind praktische, zweiwertige Abstraktionen, betont von der flachen Form der Spule. Aber es gibt auch Magnetkräfte von Westen nach Osten und in alle anderen Richtungen. Die Nord- und Südrichtung wird auch als negativ oder positiv bezeichnet, was das Bild noch undeutlicher macht und zu dem irrigen Schluss verleitet, dass es einen „magnetischen Strom" zwischen den beiden Polen eines Magneten gäbe.

Eine flache oder zylindrische Spule hebt zwei Richtungen der Magnetkraft hervor – entweder in die Spule hinein oder aus ihr heraus –; aber wenn wir einer Spule andere Formen geben, können wir auch andere Richtungen der Magnetkraft hervorheben.

Die Struktur der Spulen und ihre Anwendung als Permanentmagnete verleitet viele Leute dazu, an einen Südpol und an einen Nordpol zu glauben und dabei zu vergessen, dass es sich nur um Richtungen handelt. Daraus resultiert die Idee von magnetischen Monopolen, eine bequeme Abstraktion der Physiker, die ihre Berechnungen vereinfachen wollen. Die Vorstellung, es gäbe zwei separate Aspekte des Magnetismus, setzte sich in der Sprache durch und ist schwer zu erschüttern. Deshalb wurde so viel Geld verschwendet, um nach magnetischen Monopolen zu suchen, was ebenso töricht ist, wie die Behauptung, der Handrücken sei vom Handteller getrennt. Es wäre sinnvoller, darüber nachzudenken, wie es klingt, wenn wir mit einer Hand klatschen – wer Zen praktiziert, kennt dieses Koan.

Arten des Spins und des Magnetismus

Die Tabelle auf der nächsten Seite zählt kleine und große Teilchen und Objekte im Universum auf. Der Spin ist offenbar eine gemeinsame Eigenschaft aller dieser Partikel und Objekte, aber es ist noch zu klären, ob es sich um verschiedene Arten von Spin handelt oder nur um Aspekte ein und derselben Spinkraft. Obwohl der Magnetismus eine Eigenschaft aller Objekte und Teilchen ist, könnte es nützlich sein, verschiedene Arten von Magnetismus anzunehmen, zumindest so lange, bis weitere Experimente und Beobachtungen größere Klarheit bringen. Die Elektronenspinresonanz ist ein Teilgebiet der Physik, bei dem es unter anderem darum geht, den Spin dieser Teilchen mit Magnetkräften zu ändern. Die Kernspinresonanztomographie, ein modernes medizinisches Verfahren, nutzt Veränderungen des Protonenspins. Beides könnte uns verstehen helfen, wie Magnetkräfte heilen. Darum geht es im nächsten Kapitel.

Mögliche Arten von Magnetismus

Elektron	Umgibt alle Elektronen. Der Elektronenmagnetismus unterscheidet sich möglicherweise vom Protonenmagnetismus.
Proton	Umgibt alle Protonen.
Eisen	Unter bestimmten Bedingungen in Eisen und anderen Metallen vorhanden. Die Ursache sind Spin*richtungen*, die einander normalerweise aufheben, jedoch nicht im Eisen.
Elektro-	Tritt auf, wenn geladene Teilchen sich gleichförmig bewegen.
tierisch	Ein spezieller Spin, der lebende Organismen umgibt und mit anderen Arten des Magnetismus Wechselwirkungen hat.
planetar	Umgibt die Erde und vielleicht auch andere Planeten. Ursprung unbekannt.
stellar	Umgibt Sterne. Ursprung unbekannt.
galaktisch	Trägt im Zentrum von Galaxien dazu bei, deren Struktur zu formen.

KAPITEL 11

Wie Magnetkräfte heilen

Die Frage, wie Magnete wirken, wird oft gestellt, und die Antwort ist komplex. Wir wissen schon viel und entdecken ständig etwas Neues. Aber manche Fragen werden möglicherweise nie beantwortet, denn wir haben es auch mit dem kompliziertesten Gebilde der Welt zu tun: mit dem menschlichen Körper. Eine vollständige Antwort müsste daher die Atomphysik, die Biophysik, die Biochemie, die Molekularchemie, die Biologie, die Physiologie, die Neurowissenschaft und die Psychologie einbeziehen. Man könnte ein ganzes Buch über dieses Thema schreiben, und der Autor könnte wohl kaum die gesamte Literatur verwerten. Trotzdem möchte ich auf einige wichtige Aspekte eingehen, damit interessierte Leser eine Grundlage für weitere Studien haben. Denken Sie aber daran, dass die Magnettherapie Ihnen mit einer Wahrscheinlichkeit von über 50 Prozent helfen kann, wenn Sie krank oder verletzt sind. Warten Sie also nicht, bis Sie alles verstehen!

Die Durchblutung

Magnetfelder verbessern die Durchblutung. Das könnte einer der wichtigsten Gründe für ihre Wirksamkeit sein. Die Arbeit von Dr. Warnke und Dr. Lau über die Sauerstoffaufnahme und die Durchblutung habe ich bereits in Kapitel 9 besprochen. Wenn kranke oder verletzte Zellen mehr Sauerstoff bekommen, dürfen wir eine schnellere Heilung erwarten.

Hämoglobin enthält Eisen, jedoch nicht in einer Form, die sich von äußeren Magnetkräften stark beeinflussen ließe. Wenn ein Magnet die Blutkörperchen beeinflussen könnte, würden diese verklumpen. Das geschieht glücklicherweise nicht – im Gegenteil: Sie trennen sich sogar, wie eine Untersuchung lebender Blutkörperchen unter dem Mikroskop zeigt. Bei Kranken verklumpen die Blutkörperchen oft und können daher weniger Sauerstoff befördern.

Die Enzymaktivität

Enzyme sind komplexe Moleküle, die in der Zellbiologie sehr wichtige Aufgaben haben. Sie befördern Nährstoffe aus dem Blut in die Zellen und Schlacken in die Lymphe, damit sie ausgeschieden werden. Charles Grisson, ein Chemiker an der Universität Utah, berichtete 1994 in *Science*, dass Magnetfelder die Aktivität von Enzymmolekülen verändern können. Ähnliche Beobachtungen machten viele Jahre davor Justine Smith und R. Cook, die einen 5000-Gauß-Magneten benutzten. Sie stellten fest, dass die Enzyme sich nicht so rasch wie die Kontrollproben auflösten.

Jan Walleczek, der Gründer eines Labors für Bioelektromagnetismus in Stanford, entwickelte mit Kollegen ein Computermodell, das zeigen soll, was mit Enzymmolekülen geschieht. Er stützte sich auf die wohlbekannte Tatsache, dass Moleküle bei jeder chemischen Reaktion einen Zwischenzustand durchlaufen, in dem sie „freie" Elektronen haben, die von Magnetfeldern beeinflusst werden. Während dieser kurzen Zeitspanne kann ein Magnetfeld also eine Enzymreaktion und andere biochemische Vorgänge beeinflussen. In der Regel sind alle Elektronen in einem Molekül gepaart und reagieren daher kaum auf äußere Magnetfelder. Das kann nützlich oder schädlich sein, je nachdem, um welche Reaktionen und Magnetfelder es sich handelt. Jan Walleczek hat mehrere interessante Studien veröffentlicht, und an weiteren arbeitet er.

Kalziumionen

Ein anderer Forscher des selben Labors entdeckte, dass Kalziumionen, die in Zellen eindringen oder sie verlassen, von Magnetfeldern beeinflusst werden. Das ist deshalb wichtig, weil die Kalziumkonzentration nach den Bedürfnissen der Zellen steigt und fällt. Ross Adey, ein Forscher an der Universität Loma Linda, stellte schon vor einigen Jahren fest, dass Magnetfelder mit einer Frequenz von 16 Hertz die Kalziumionen in Nervenaxonen stark beeinflussen.

Wie bereits erwähnt, haben Warnke in Deutschland und Lau in den USA unabhängig voneinander entdeckt, dass ein pulsierendes 16-Hertz-Magnetfeld die Durchblutung und die Sauerstoffaufnahme optimiert.

Durch Muskeltests stellte ich vor vielen Jahren ebenfalls fest, dass 16-Hertz-Pulse den Körper am wirksamsten kräftigen. Diese Beobachtungen bilden allmählich ein Muster.

Magnetische Substanzen in Zellen

Vor vielen Jahren entdeckte Dr. Joseph Kirschvink, ein Forscher an der staatlichen Universität Los Angeles, dass Bakterien Magnetit enthalten, ein Eisenoxid, das auf Magnetfelder reagiert. Später fand er Magnetit auch im menschlichen Gehirn, und auf einer Konferenz über Magnettherapie in Los Angeles berichtete er 1998, es sei in vielen Zellen des menschlichen Körpers enthalten. Wir wissen noch nicht genau, wie dieses Magnetit auf eine Magnetbehandlung reagiert und wie die Zellen sich dabei verändern. Aber es besteht immerhin die Möglichkeit einer Interaktion.

Wundheilung und Zellteilung

Wenn die Haut verletzt ist, teilen sich die Zellen, und die Wunde wächst zu. Magnetfelder steigern die Zellteilungsrate und verringern offenbar auch die Narbenbildung. Ein japanischer Hersteller von magnetischen Matratzenauflagen veröffentlichte mikroskopische Bilder der Zellstruktur mit und ohne Magnetbehandlung. Magnetfelder regen anscheinend das Zellwachstum an und helfen den Zellen, sich nach einer Verletzung neu zu organisieren.

Die Regeneration von Nerven

Auf der selben Konferenz berichtete Betty Sisken über ihre Arbeit an der Universität von Kentucky. Zusammen mit Jane Wolker untersuchte sie die Nervenregeneration im Rückenmark von Ratten unter dem Einfluss von Magnetkräften. Ihre positiven Befunde bestätigen die Versuchsergebnisse von Basset. Richard Hopkins, ein Magnettherapeut in San Diego, ist es gelungen, mehrere Menschen zu heilen, die nach einer Rückenmarksverletzung gelähmt waren. Er benutzte zwei unterschiedliche Arten von Magnetkräften, und beide waren wirksam.

Magnetismus auf der atomaren Ebene

Jede Materie reagiert auf Magnetkräfte. Jedes Atom mit seinen kreisenden Elektronen „wehrt" sich gegen äußere Magnetkräfte, die es verformen wollen. Das demonstrierte ein Experiment im Magnetlabor des Massachusetts Institute of Technology im April 1997. Wissenschaftler veröffentlichten danach das Foto eines winzige Frosches, der in einem Magnetfeld schwebte (*Science News*, Bd. 152, Dez. 1997). Der Effekt ist seit Jahren bekannt, und im *Handbook of Physics* findet man sogar eine Tabelle der magnetischen Reaktion jedes Elements. Aber nie zuvor war ein lebender Organismus bei Zimmertemperatur levitiert worden. Bei früheren Experimenten dieser Art wurden Superleiter benutzt, und die Temperaturen waren so niedrig, dass Helium flüssig wurde. Oder man arbeitete mit Eisen, das auf Magnetismus eine Milliarde mal stärker reagiert als andere Elemente (das Eisen im Blut spricht allerdings nicht so stark auf Magnete an, weil es eine andere molekulare Form hat). Welche Rolle dieser atomare Magneteffekt bei der Magnettherapie spielt, wissen wir noch nicht; aber das Phänomen existiert.

Subatomare magnetische Wirkungen und der Protonenmagnetismus

Äußere Magnetkräfte beeinflussen nicht nur Eisenelektronen und Elektronen in anderen Elementen, sondern auch Protonen, also die Teilchen im Kern eines Atoms. Das Proton ähnelt dem Elektron, aber es ist viel größer. Man kann es sich als topologisch geschlossenen Wirbel vorstellen, das heißt als kleine, sich drehende Wolke mit einem Spin und einer magnetischen Polarität.

Möglicherweise beeinflussen Magnetkräfte den Körper nicht nur durch den Elektronenmagnetismus, sondern auch durch den Protonenmagnetismus. Ein Proton befindet sich im Zentrum jedes Wasserstoffatoms, und 92 Prozent der Atome im Körper sind Wasserstoffatome. Diese Atome reagieren auf Magnetkräfte, indem sie Radiowellen ausstrahlen, deren Frequenz zwischen wenigen Hertz und Tausenden von Hertz liegt, je nachdem, wie stark die äußere Magnetkraft ist.

Da die Wasserstoffprotonen in Atomen fixiert sind, die ihrerseits Teile von Molekülen sind, können sie nicht aus dem Körper heraus und auf einen Magneten hüpfen. Insofern gleichen sie einer Kompassnadel, die auf einer Achse befestigt ist. Die Protonen können sich der Magnetkraft zuwenden oder sich von ihr abwenden. Wie stark sie sich bewegen, richtet sich nach der Stärke der Magnetkraft. Meist bewegen sie sich nur ein klein wenig und springen nicht herum wie kleine Spielzeugmagnete in der Nähe eines großen Magneten. Entfernt man die äußere Magnetkraft, kehrt das Proton in seine ursprüngliche Position zurück und sendet dabei ein Radiosignal aus. Dieser Effekt wird seit 100 Jahren genutzt. Entdeckt hat ihn ein Physiker namens Larmour im Jahr 1895, und darum nennt man ihn Larmour-Präzessionseffekt. Wissenschaftler nutzen diesen Effekt, um kleine Veränderungen einer Magnetkraft zu messen. Die Messinstrumente heißen Protonenmagnetometer und werden manchmal in Flugzeugen oder Schiffen transportiert, damit Geologen magnetische Anomalien entdecken können, die auf Ölvorkommen hindeuten.

Alle Atome außer dem Wasserstoffatom haben mehr als ein Proton im Kern. Protonenpaare werden von äußeren Magnetkräften nicht beeinflusst, wohl aber Atome mit einer ungeraden Zahl von Protonen. Stickstoff, Natrium und Kalium sind drei wichtige Elemente im Körper, die eine ungerade Zahl von Protonen im Kern haben. Diese Protonen bewegen sich und senden Radiosignale aus, wenn eine äußere Magnetkraft auf sie einwirkt. Dieses Verhalten der Protonen ist die Grundlage der Kernspinresonanztomographie. Bei diesem Verfahren misst und verarbeitet ein Computer diese Radiosignale und setzt aus ihnen ein Bild des Körperinneren zusammen.

Schwankungen im rund ein Gauß starken Magnetfeld der Erde können Protonenbewegungen auslösen, die dann Radiosignale aussenden. Obwohl die Frequenz dieser Signale nur wenige Hertz beträgt, können empfindliche Verstärker sie empfangen. Wir wissen, dass auch Menschen auf kleine Veränderungen im Magnetfeld der Erde reagieren. Unter dem Einfluss äußerer Magnetkräfte von etwa einem Gauß erzeugen Wasserstoffprotonen eine Radiowelle (die so genannte Präzessionsfrequenz) mit ungefähr 430 Hertz, die ein geeigneter Umwandler leicht messen kann. Wenn man Magnete am Körper entlang bewegt oder wenn Blut und Lymphe Wasserstoffprotonen an einem fixierten Magneten vorbeitragen, senden die Protonen Wellen mit unterschiedlicher Frequenz aus, die offenbar auf die Biochemie einwirken. Das geschieht unabhängig von der Polarität des Magneten. Wenn ein Magnet nicht größer ist als der ganze Körper, gibt es immer Randeffekte; das heißt, die Richtung der Magnetkraft wechselt. Wenn Seiten mit verschieden Polen dem Körper zugewandt sind, verändert der Protonenspin sich rasch. Pulsierende Magnetfelder erzeugen oft „gezackte" Wellen, deren Wirkung ähnlich ist wie die von zweipoligen Seiten eines Magnets. Daran könnte es liegen, dass alle Arten von Magneten, unabhängig von ihrer Stärke und von der Polarität, eine Wirkung auf den Körper ausüben. Wir wissen jedoch nicht genau, wie wechselnde Protonenspins die Biochemie verändern.

Wenn wir krank oder verletzt sind, ist möglicherweise das Protonenmuster irgendwie gestört und eine äußere Kraft kann die Störung beseitigen, so dass der Körper sich schneller heilen kann. Wenn das stimmt, müsste es möglich sein, zum Beispiel eine verletzte Hand mit einer pulsierenden Magnetkraft zu behandeln, die erzeugten Protonenpräzessionen zu messen und den Puls der Magnetkraft so einzustellen, dass sie das gleiche Muster wie eine gesunde Hand erzeugt. Die dazu notwendigen Geräte existieren bereits; man benutzt sie für die Kernspinresonanztomographie.

Veränderungen der Präzessionsfrequenz von Protonen sind vielleicht auch dafür verantwortlich, dass pulsierende Magnetkräfte biologisch wirksamer sind als Dauermagnete. Möglicherweise ist die Wirkung optimal, wenn die Pulse sich in Resonanz mit den Protonenfrequenzen befinden.

Der italienische Ingenieur Antoine Priore (Bird 1993) benutzte sowohl Radiowellen als auch Magnetkräfte zum Heilen und hatte damit erstaunlichen Erfolg. Vielleicht beeinflusste das Feld seiner Instrumente den Kernspin wirksamer, als Magnetkräfte allein es vermögen. Leider wurde seine Technik anscheinend nie von anderen Forschern angewandt.

Die Arbeit von Carleton Hazlewood und seinen Mitarbeitern liefert weitere Informationen über einen Zusammenhang wischen der Magnettherapie und der Protonen-Entspannungszeit (diesen Ausdruck verwenden Techniker, um zu beschreiben, wie schnell Protonen in ihren ursprünglichen Zustand zurückkehren, nachdem sie von einem Magnetfeld oder von Radiowellen gestört wurden). Diese Entspannungszeiten sind in krankem Gewebe länger als in gesundem. Hazlewood begann mit seinen Forschungen, als die Kernspinresonanztomographie zum ersten Mal in der Krebsdiagnose angewandt wurde. Mir ist zwar nicht klar, wie Hazlewoods Arbeit und die seiner Kollegen mit der Magnettherapie zusammenhängen, aber mir scheint, dass wir den Forschungen der Biophysiker, die sich mit Kernspinresonanztomographie beschäftigen, mehr Aufmerksamkeit widmen müssen. Es ist gut möglich, dass man ihre Instrumente so modifizieren kann, dass sie nicht nur diagnostische Bilder liefern, sondern auch heilende Pulse erzeugen.

Das Säure-Basen-Gleichgewicht

Ein Aspekt der Wechselbeziehung zwischen Magnetismus und biologischen Prozessen ist möglicherweise auch eine Veränderung des Säure-Basen-Gleichgewichts. Eine Flüssigkeit wird saurer, wenn die Zahl der Wasserstoffionen in der Lösung steigt. Ein Wasserstoffion ist nur ein anderer Name für das Proton, das den Kern eines Wasserstoffatoms bildet. Wenn zwei Wasserstoffionen sich verbinden, ein freies Elektronenpaar einfangen und Wasserstoffgas (H_2) bilden, steigt das Gas aus der Flüssigkeit, so dass sie weniger sauer wird. Protonen mit verschiedenen Spins verbinden sich leichter als Protonen mit gleichem Spin (gleiche Pole stoßen einander ab, ungleiche Pole ziehen sich an). In einer normalen Ionenlösung verändern sich einige Wasserstoffprotonen ständig; sie verbinden sich und lösen sich wieder voneinander. Kleine äußere Magnetkräfte können dieses Zufallsgleichgewicht anscheinend beeinflussen. Auch Veränderungen im Magnetfeld der Erde haben wahrscheinlich einen kleinen Einfluss auf das Säure-Basen-Gleichgewicht des Körpers und somit auf die Biochemie, die Drüsensekretion, die Gehirnwellen und letztlich auch auf unsere Gedanken und Gefühle, unser Verhalten und unsere Gesundheit. Es ist allerdings noch nicht bewiesen, dass Verhaltensänderungen auf Veränderungen des Säure-Basen-Gleichgewichts beruhen können.

Es ist noch völlig unklar, ob Magnete den pH-Wert beeinflussen. Als ich den Säuregehalt von Wasser mit einem pH-Meter bestimmte, konnte ich keine Veränderung des pH-Wertes feststellen, einerlei, ob ich den Nordpol, den Südpol, wechselnde Pole oder pulsierende Magnetfelder benutzte. Das gleiche berichteten mehrere andere Leute, selbst wenn sie die stärksten Magnete verwendeten. William Philpott und andere behaupten zwar, der pH-Wert ändere sich nur in Körperflüssigkeiten, aber mir ist keine Studie bekannt, die das bestätigen würde. Nach meinen Beobachtungen ändert sich der pH-Wert von Wasser ohne den Einfluss einer Magnetkraft, wenn man es über Nacht stehen lässt. Biologen bezeichnen das Wasser im Organismus bisweilen als „lebendiges Wasser". Vielleicht ist das die Erklärung.

Andere Wirkungen des Magnetismus

Wenn ein Elektron sich in einem Magnetfeld bewegt, wird seine Bahn gekrümmt. Darum können Fernsehröhren Elektronen auf den Bildschirm schießen und ihre Bewegungen mit Magneten so lenken, dass ein Bild entsteht. Sie können diesen Effekt selbst nachweisen, wenn Sie einen kleinen Magneten auf den Bildschirm legen. Im Körper gibt es viele ionisierte Atome in Molekülen. Diese Atome haben vorübergehend ein Elektron zuviel oder zuwenig. In diesem Fall können wir die Bewegung des ganzen Moleküls durch Magnetkraft beeinflussen. Das Blut und die Lymphe befördern Ionen, die ebenfalls auf Magnetismus reagieren. Möglicherweise können diese kleinen Effekte Folgen haben, die auf der makroskopischen Ebene feststellbar sind.

Andere Wirkungen sind zum Beispiel der Ionentransport quer über die Zellmembran, Resonanz- und piezoelektrische Effekte sowie die Elektronenspinresonanz. Sie werden in einem hervorragenden Artikel von Lynn Surgalla im *Journal of Bioelectromagnetics* ausführlich beschrieben.

KAPITEL 12

Ungewöhnliche Ansichten über den Magnetismus

Vor einigen Jahren legte ich auf einer Konferenz der amerikanischen Gesellschaft für ganzheitliche Medizin eine Forschungsarbeit vor. Als ich an einem Ausstellungstisch vorbeiging, sprang mir ein kleines Buch ins Auge. Der Autor, Dr. Robert Leichtman, ein Physiker aus Ohio, sprach ebenfalls auf der Konferenz. Das Buch mit dem Titel *Tesla Returns* (Tesla kehrt zurück) hatte Dr. Leichtmann als Channel-Medium empfangen. Nikola Tesla war ein wissenschaftlicher Gigant. Er trug wesentlich zur Entwicklung der Elektrotechnik bei, und einige seiner Arbeiten konnten bis heute nicht dupliziert werden. Dieses Buch enthielt angeblich Aussagen Teslas von der „anderen Seite". Damals bemühte ich mich, die biologische Krafthülle des Körpers zu verstehen, die ich entdeckt hatte, und ich fragte mich, wie sie mit dem Magnetismus zusammenhing. Das Buch *Tesla Returns* enthielt wichtige Informationen darüber, einerlei, ob ihre Quelle Teslas Geist oder der scharfe Verstand Dr. Leichtmans war. Es vermittelte mir neue Einsichten über meine Forschungen. Ein anderes Buch von Dr. Leichtmann hieß *Einstein Returns*. Es vertiefte mein Verständnis des Magnetismus ebenfalls. Darum drucke ich nachfolgend einige Passagen aus diesen beiden Büchlein ab.

Einstein kehrt zurück

Forscher auf dem Gebiet der Psychologie und der Medizin werden eines Tages herausfinden, dass die magnetischen Eigenschaften des Eisens auch in der anderen Materie zu finden sind, auch in der Materie, aus der die Gedanken und Gefühle des Menschen bestehen.

Es handelt sich natürlich nicht um den Magnetismus, der Eisenspäne anzieht; dennoch ist es eindeutig eine Art Magnetismus. Er zieht andere Substanzen an, die mit ihm harmonieren. Eine ganze Wissenschaft des Magnetismus wartet darauf, entdeckt und angewandt zu werden, um die körperliche und seelische Gesundheit zu fördern.

Die magnetischen Eigenschaften, von denen ich hier spreche, sind am besten in den Körpern der höheren Pflanzen, der Tiere und der Menschen zu finden.

Kommentar: Das ist vielleicht das Biofeld, das ich entdeckte und in Kapitel 3 von *The Body Magnetic* beschrieb. Man kann es mit einem Gerät namens Aurameter messen. Einstein fährt fort:

Gefühle sind sowohl hochmagnetische, nichtphysikalische Materie als auch ein Aspekt des Bewusstseins. Dass es so schwer ist, seelische Krankheiten zu behandeln, liegt zum Teil daran, dass die Gefühle, welche die Störungen hervorrufen, magnetisch auf eine Art astrale Materie reagieren, die sich leicht an Gefühle und an andere Astralmaterie anheftet. Darum ist es sehr schwierig, die „schlechte" astrale Materie und das seelische Problem loszuwerden.

Ich vermute, dass einige dieser Ideen über die magnetischen Aspekte körperlicher und seelischer Krankheiten das Thema mehrerer medizinischer Durchbrüche sein werden. Vielleicht inspirieren sie auch ähnliche Durchbrüche in anderen Wissenschaften.

Eine ähnliche Aussage findet man in dem Buch über Tesla:

Tesla kehrt zurück

Elektromagnetische Phänomene sind bei Vollmond stärker. Darum sind dann auch die Gefühle intensiver. Wie du weißt, haben Gefühle eine Art magnetische Ladung.

Kommentar: Das deutet darauf hin, dass eine Psychotherapie mit einer Magnettherapie des ganzen Körpers verbunden werden sollte. Sehr emotionale Menschen haben größere Biofelder, die man mit dem Aurameter messen kann, und die Richtung des Biofeldes wechselt meist bei Vollmond oder Neumond.

Man kann also Gefühle und körperliche Vorgänge verändern, indem man die biomagnetischen Kräfte beeinflusst. Ich rede hier von einer höheren Oktave als dem physikalischen Magnetismus. Wichtig ist, dass jede Materie magnetisch ist und Strom führen kann. Auch die Erde hat eine magnetische Ladung, sogar eine sehr schwere.

Der echte physikalische Körper ist im Wesentlichen ein magnetisches Gitterwerk. Akupunkteure arbeiten damit. Wenn du den elektrischen Strom oder das magnetische Potenzial an bestimmten Punkten des körperlichen Verteilersystems veränderst, kannst du die Gesundheit stärken oder eine Krankheit verschlimmern.

Die ätherische Materie hat eine magnetische Ladung, die der „echte" Körper ist. Dieser Körper hält den dichten physikalischen Körper zusammen.

Die höher entwickelten Tiere und Pflanzen besitzen in gewissem Umfang eine Sensibilität, die man „medial" nennen könnte. Sie sind sich der menschlichen Gedanken auf jeden Fall bewusst. Wir leben schließlich in der magnetischen Atmosphäre der Erde, und diese ist mit den Gedanken der Menschen gefüllt. Das ist die Grundlage der Telepathie, und Telepathie gibt es nicht nur zwischen Menschen, sondern auch zwischen Tieren und Menschen.

Kommentar: Gedanken haben Macht. Psychokinese, die Fähigkeit mit Gedankenkraft Materie zu bewegen, wurde schon oft unter Laborbedingungen beobachtet. Nicht jeder hat diese Fähigkeit, aber jeder Mensch, den ich getestet habe, besitzt eine Magnetkraft, die man noch in einer Entfernung von bis zu 60 Zentimetern nachweisen kann. In der Regel können wir diese Kraft aber nicht bewusst steuern.

Im Körper und vor allem im Gehirn haben wir alle die Fähigkeit, Neuronen und die Gehirnchemie zu verändern. Jeder Gedanke beeinflusst die Bewegung von Millionen Ionen, Atomen und Molekülen. Ein originaler Gedanke ist im Grunde Psychokinese. Das Gehirn verstärkt Gedanken, und der Körper verstärkt sie noch mehr. Gedanken können also Berge versetzen, wenn auch nicht ohne Zwischenschritte.

Möglicherweise müssen Gedanken von Gefühlen getragen werden, damit sie von einem Gehirn zum anderen übertragen werden können, ähnlich wie Worte oder Musik von hochfrequenten Radiowellen übertragen werden. Nach Tesla sind Gefühle magnetisch geladen. Ein Experiment hat nachgewiesen, dass Telepathie bei starken geomagnetischen Aktivitäten eher gelingt (Persinger).

In einem der umfangreichsten Experimente aller Zeiten stelle ich fest, dass sieben Millionen Meditierende offensichtlich die Sonne beeinflussen können (Payne 1987). Es handelte sich um 18 Friedensmeditationen im Laufe von 3¹/4 Jahren. Die Sonnenaktivität nahm nach den Meditationstagen um durchschnittlich 30 Prozent ab, und die Wirkung hielt im Durchschnitt zwei Wochen an. Die Erklärung dieses Effektes könnte der biologische Magnetismus liefern, von dem Tesla und Einstein gesprochen haben und der sich in Resonanz mit dem Magnetfeld der Erde befindet, das seinerseits vom Magnetfeld der Sonne beeinflusst wird.

Dieses Experiment wurde unternommen, weil frühere Forschungen von Raymond Wheeler an der Universität von Kansas gezeigt hatten, dass Kriege in Zyklen von etwa 11 Jahren ausbrechen, und zwar seit über 2500 Jahren. Das entspricht fast genau dem Zyklus der Sonnenflecken (siehe Abbildung auf Seite 151). Diese erstaunliche Tatsache wurde von Edward Dewey, dem Direktor der Stiftung für Zyklusforschung bestätigt. Er hält diese Entdeckung für die wichtigste seines Lebens. Die pathologischen Störungen bei vielen Menschen, die häufig ein kriegerisches Verhalten auslösen, werden von Magnetkräften verursacht, die durch die Aktivität der Sonne entstehen, und diese hängt wiederum von den Positionen der Planeten ab.

Internationale Kriege brechen etwa zwei Jahre vor oder ein Jahr nach einem Gipfel der Sonnenaktivität aus, und die magnetische Aktivität der Erde sind zu diesen Zeiten am stärksten.

Winzige Veränderungen des irdischen Magnetfeldes korrelieren mit Unfällen, Verletzungen, Ausbrüchen von Krankheiten, Giftmorden, psychotischen Anfällen und natürlich auch Kriegen, die ja im Grunde psychotische Epidemien sind. Sogar Pflanzen und Tiere werden von solchen Veränderungen beeinflusst.

Wenn kleine Störungen eines Magnetfeldes derart große Störungen hervorrufen können, ist die Annahme vernünftig, dass Magnetfelder unsere körperliche, seelische und gesellschaftliche Gesundheit ebenfalls beeinflussen können. Sie können es, und sie tun es!

Die Graphik auf Seite 37 zeigt das normale Magnetfeld der Erde und die kleinen Veränderungen dieses Feldes bei starker Sonnenaktivität. Wie man sieht, sind diese Veränderungen zwar klein, aber doch größer als die Magnetkräfte in der Umgebung des Herzens oder des Gehirns. Tesla macht dazu eine positive Bemerkung.

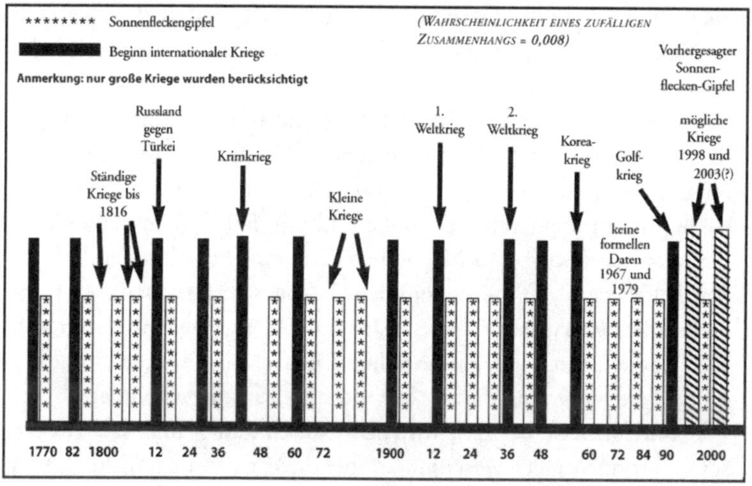

Sonnenfleckengipfel und Kriege

Diese Abbildung stützt sich auf Daten, die Professor Raymond Wheeler von der Universität Kansas sammelte. Er stellte fest, dass die Zahl internationaler Kriege in Zyklen von rund 11 Jahren zu- und abnimmt. Legt man den Kriegsbeginn zugrunde und nicht den Höhepunkt der Kriege, ergibt sich ein enger Zusammenhang zwischen der Aktivität der Sonne, die ihrerseits das Magnetfeld der Erde und anscheinend auch die Gehirnrhythmen und das Hormongleichgewicht bei Menschen stört. Gezeigt werden nur einige der vielen Kriege auf der Welt.

Tesla kehrt (erneut) zurück

Es ist durchaus vernünftig, die Energiefelder anderer Planeten zu nutzen. Wenn du die Energien der einzelnen Planeten anzapfen und mit ihnen arbeiten kannst, dann hat die Astrologie einen therapeutischen Nutzen. Das ist möglich.

Kommentar: Wenn die Erde dem Jupiter nahe ist – das ist etwa alle 13 Monate der Fall –, ist ihr Magnetfeld ruhiger als sonst, das Wetter ist wärmer, und die Menschen sind optimistischer und fröhlicher. Man kann die unterschiedlichen Muster des Magnetfeldes auf Tonband aufzeichnen, in einen Verstärker einspielen und dann in eine Spule leiten, die um den Körper gewickelt ist. Vielleicht fühlen wir uns dann sogar an trüben Tagen wohl. Wenn die Erde einem der anderen Planeten nahe ist, entsteht oft ein einzigartiges geomagnetisches Muster, vor allem wenn der Mond bei dem anderen Planeten steht. Häufig treten dann bestimmte körperliche oder seelische Symptome auf. Man kann auch die Energie der Sterne in Wasser auffangen und therapeutisch nutzen. Solches Wasser ist bei der Firma Pegasus in Boulder, Colorado, erhältlich.

Meine Forschungen und die Experimente anderer Leute bestätigen, dass alle Lebewesen durch das Magnetfeld der Erde in gewissem Umfang miteinander verbunden sind. Das Magnetfeld der Erde ist wiederum mit dem Feld der Sonne und mit den Feldern der anderen Planeten verbunden. Das Magnetfeld der Sonne ist wahrscheinlich mit den Feldern anderer Sterne und dem Feld des galaktischen Zentrums verbunden, und diese Reihe setzt sich durch das ganze Universum fort. Der Magnetismus – oder seine höhere Oktave, wie Tesla es ausdrückt – könnte die Kraft sein, die uns alle mit dem Kosmos verbindet.

Das Magnetfeld der Erde wird heute durch Radio- und Radarwellen sowie Stromleitungen verschmutzt, aber die Verschmutzung durch Wut und Hass ist möglicherweise noch schwerwiegender. Vielleicht ist es deshalb so hilfreich, dem Körper mit der Kraft der Gedanken bei der Heilung zu helfen. Auch weitere großangelegte Friedensmeditationen wären sinnvoll.

Im Verlaufe eines Experiments, das sich über ein Jahrzehnt erstreckte (Jahre vor der Veröffentlichung von Teslas medial empfangenem Buch), konstruierte ich einen Apparat, der Emanationen anderer Planeten registriert. Durch diese Einwirkungen veränderte sich der Geschmack von Wasser, und wenn man Wasser trank, das von verschiedenen Planeten beeinflusst war, traten unterschiedliche seelische Wirkungen auf. Dieser Effekt war stärker, wenn das geomagnetische Feld aktiver war (Payne 1990).

Einige eigene Gedanken

Wenn ich morgens aufstehe, ist mein emsiger Geist oft ziemlich still. Ich setze mich dann an die Schreibmaschine, stelle eine Frage, entspanne mich und warte auf die Antwort meines Unterbewusstseins oder meines höheren Selbstes, wie immer man die Instanz nennen will, die uns Ideen schenkt. Ich habe viele neue Ideen, und sie betreffen Instrumente und die Verbesserung meiner Gesundheit, meines Wohlstandes, meiner Beziehungen und so weiter. Oft geben mir Ideen, die ich auf diesem Weg empfange, nützliche Informationen. Manchmal brauche ich Monate oder gar Jahre, um sie zu verstehen und zu verwerten. Ab und zu bekomme ich sofort gute Ratschläge, die meine Gesundheit betreffen.

Einmal stellte ich die Frage: „Wie empfangen Menschen Magnetkräfte?“ Die Antwort lautete:

Jede Zelle enthält DNS und andere komplexe Moleküle mit verschiedenen Resonanzfrequenzen. Manche Frequenzen und Muster der elektromagnetischen Strahlung und der magnetischen Pulse verändern die physikalischen Eigenschaften einiger Moleküle ein wenig. Dadurch kann sich die Geschwindigkeit oder die Art der chemischen Reaktionen ändern, an denen diese Moleküle beteiligt sind. Selbst kleine Veränderungen können große Wirkungen haben, wenn die Moleküle wichtige Aufgaben haben, wie zum Beispiel die Zellen der endokrinen Drüsen.

Magnetkräfte können zum Beispiel die Enzymaktivität ändern. DNS-Moleküle haben eine sehr hohe Frequenz (3 Billionen Zyklen je Sekunde). Jedes Molekül hat seine eigene Radiofrequenz oder „Signatur“. Dies ist eine Möglichkeit, Moleküle zu identifizieren.

Während die anderen Sinne von Nervenimpulsen stimuliert werden, lösen magnetische und elektromagnetische Kräfte chemische Veränderungen aus. Wenn die Moleküle der endokrinen Drüsen davon betroffen sind, ändert sich das Hormongleichgewicht. Auch kleine Veränderungen beeinflussen die Stimmung, manchmal drastisch.

Darum lösen Magnetkräfte eher Gefühlsschwankungen als körperliche Symptome aus.

Da die Menschen nicht daran gewöhnt sind, ihre Umwelt zu „fühlen“, ist ihnen entgangen, dass viele Gefühle von außen kommen, und sie halten diese Gefühle für ihre eigenen. Dadurch wird die Welt noch verwirrender. Die Menschen leben in einem Chaos der Gefühle und versuchen, ihre Empfindsamkeit zu dämpfen. Hier wäre Aufklärung dringend nötig.

Seit einigen Jahren wird zwar mehr Wert auf Gefühle gelegt, aber man nimmt an, dass die Menschen für alle ihre Gefühle selbst verantwortlich sind und sie daher vollständig steuern können.

Wenn diese Idee aufgegeben wird, können die Menschen nicht nur mit ihren Sinnesorganen, sondern auch mit ihrem „Gefühlsorgan“ wahrnehmen und zwischen eigenen Gefühlen und solaren oder planetaren Einflüssen unterscheiden.

Diese Ideen Teslas und Einsteins und meine in der Meditation gewonnenen Einsichten legen nahe, dass die Anwendung von Magnetkräften noch eine große Zukunft hat. Sie werden nicht nur den materiellen Körper, sondern auch unsere Gefühle heilen. Und vielleicht werden einige meiner Leser dazu beitragen.

KAPITEL 13

Elektromagnetische Felder von Stromleitungen und Elektrogeräten

Die elektromagnetischen Felder der Stromleitungen und Elektrogeräte schaden unserer Gesundheit. Sie oszillieren mit 60 Zyklen pro Sekunde und erzeugen beide Polaritäten in rascher Folge. Studien belegen, dass Heizdecken, Wasserbetten, Monitore, Fernsehgeräte, andere Haushaltsgeräte und moderne Autos mit Computern leicht reizende bis leicht schädliche elektromagnetische Strahlen abgeben.

Diese elektromagnetischen Felder schaden vor allem wachsenden Zellen. Darum sollten Schwangere und Kinder nicht in Wasserbetten oder auf Heizdecken schlafen, täglich nicht länger als ein paar Stunden fernsehen und sich nicht stundenlang in Copy Shops aufhalten.

Früher glaubte man, Stromleitungen könnten lediglich die Moleküle im Körper erwärmen. Heute wissen wir, dass bestimmte Frequenzen auf bestimmte Moleküle, Atome und Atomkerne einwirken. Kleine Kräfte können große Wirkungen haben, wenn ihre Frequenz wichtige Moleküle im Drüsen oder Organen beeinflusst. Biologische Interaktionen haben also eher etwas mit Resonanzen zu tun, als mit dem Aufheizen mancher Moleküle.

Das Magnetfeld elektromagnetischer Signale ist zwar gering – in der Größenordnung ein Hundertstel bis einige Tausendstel Gauß –, aber seine biologische Wirkung ist erheblich. In den USA und in Kanada liefern Stromleitungen Elektrizität, die mit 60 Hertz oszilliert. In Europa und Asien sind es 50 Hertz.

Seit 1998 wurden mehr als ein Dutzend Studien veröffentlicht, von denen die meisten schädliche Wirkungen auf Menschen nachwiesen, die in der Nähe von Starkstromleitungen leben. Zwei neue Studien stammen aus Schweden. Die eine weist nach, dass Kinder häufiger an Leukämie erkranken, während die Krebsrate bei Erwachsenen nicht zunimmt. Untersucht wurden fast eine halbe Million Menschen. Wenn Kinder ständig einem oszillierenden Magnetfeld von nur 2 Milligauß ausgesetzt sind, erkranken sie häufiger an Leukämie. Das Magnetfeld der Erde ist etwa ein halbes Gauß stark, das menschliche Herz erzeugt ein Magnetfeld von einigen Mikrogauß (siehe die Graphik in Kapitel 3, Seite 37). Wie bereits erwähnt, reagieren rasch wachsende Zellen auf Magnetfelder am heftigsten.

Die Ergebnisse dieser Studien gleichen den Resultaten der Forschungsarbeiten über Radioaktivität. Und mit der Zahl der Studien sinkt die Dosis, die erforderlich ist, um Krebs oder andere nachteilige Folgen auszulösen. Das ist ein ernstes Problem, denn die Zahl der Krebskranken hat in den letzten zwei Jahrzehnten zugenommen. Natürlich spielen dabei viele Faktoren eine Rolle, von denen noch nicht alle bekannt sind. Eine vorbeugende Behandlung mit Magneten (siehe Kapitel 6) könnte nützlich sein, einerlei, welche Ursachen der Krebs hat.

Die schädliche Wirkung von Neonröhren ist beispielsweise nicht allgemein bekannt, obwohl es dazu mehrere Studien gibt. Leider setzen sich Neonröhren immer mehr durch, weil sie billiger sind als andere Lampen.

Mir ist aufgefallen, dass die 50-Hertz-Neonröhren in Europa und Asien weniger unangenehm sind als die amerikanischen 60-Hertz-Röhren. Vielleicht sind Elektrogeräte und Stromleitungen in Europa und Asien auch weniger gefährlich als die in den USA; aber vergleichende Studien gibt es nicht. Die zweite schwedische Studie belegt aber, dass Männer, die in der Nähe von Starkstromleitungen arbeiten, häufiger an Leukämie erkranken.

Schädliche Wirkungen

Oszillierende Magnetkräfte können Genschäden, Krebs, Immunschwäche, Kopfschmerzen, schmerzende Augen und leichte Müdigkeit verschlimmern. Je mehr geforscht wird, desto länger wird die Liste.

Es gibt einige Studien, die schädliche Wirkungen nachgewiesen haben. Dr. Jerry Phillips von der Stiftung für Krebstherapie und Krebsforschung in Texas stellte fest, dass Tumorzellen sich unter dem Einfluss pulsierender elektromagnetischer Kräfte schneller vermehren (die

Polarität und die Pulsfrequenz sind nicht bekannt). Andere Forscher haben entdeckt, dass schwache Magnetkräfte bei Tieren die Absonderung von Stresshormonen fördern. Elektromagnetische Strahlung von Radiowellen bis zu Mikrowellensendern können das Immunsystem jener Menschen schädigen, die ihnen täglich stundenlang ausgesetzt sind. Im Jahr 1986 berichtete David Sawitz von der Universität North Carolina, dass 20 Prozent der Krebspatienten im Kindesalter längere Zeit schwachen oszillierenden Magnetkräften (nur 3 Milligauß) ausgesetzt waren.

Ein schwedischer Arzt überprüfte 2000 Haushalte in der Nähe von Starkstromleitungen und U-Bahn-Stationen. Er fand doppelt so viele Krebsfälle wie im durchschnittlichen Haushalt. Eine Studie der Luftwaffe über Krebsfälle in Cincinnati belegt, dass die Bewohner jener Hügel, die den Radarastationen der Luftwaffe und des Zivilflughafens zugewandt sind (beide liegen an verschiedenen Ecken der Stadt), häufiger an Krebs erkranken als die Menschen, die im Tal leben, wo sie vor den Radarstrahlen abgeschirmt sind. Die Zahl der Studien nimmt rasch zu, und immer mehr Wissenschaftler interessieren sich für dieses Thema. Einzelheiten über diese Studien lesen Sie in den Büchern von Robert Becker und Paul Brodeur. Es kann Jahre dauern, bis wir über alle schädlichen und nützlichen Wirkungen Bescheid wissen.

Im Januar 1998 berichtete *Science News* beispielsweise über Studien, die belegen, dass die Produktion von Melatonin unter dem Einfluss von elektromagnetischen Feldern (wahrscheinlich jenen mit 50 und 60 Hertz) sinkt, wodurch das Brustkrebsrisiko steigt. Im gleichen Artikel wird auch die Arbeit von Charles Graham erwähnt, einem Physiologen an einem Forschungszentrum in Kansas City. Graham fand heraus, dass die Magnetfelder von Stromleitungen auch die Bildung der Hormone Östrogen und Testosteron beeinflussen und dadurch das Krebsrisiko erhöhen.

Einen Monat später erschien in *Science News* ein Bericht über Fatih Uckun vom Wayne-Hughes-Institut in St. Paul, Minnesota. Er entdeckte, dass Felder mit 60 Hertz die Enzymproduktion und dadurch die Hormonproduktion beeinflussen. Das passt zu den Befunden von Jan Wallaczek, von denen in Kapitel 11 die Rede war. Störungen des Hormongleichgewichts können zu Leukämie, Lymphomen und anderen Krebsarten sowie zu anderen körperlichen und seelischen Krankheiten führen.

Das ist erschreckend, vor allem angesichts der Tatsache, dass die Krebsrate in den letzten Jahrzehnten zusammen mit der Elektrifizierung gestiegen ist. Ich überlege mir derzeit, ob ich wieder eine mechanischen Schreibmaschine benutze. Zum Glück gibt es Schutzmaßnahmen – lesen Sie weiter.

Schädliche und nützliche Felder

Magnetkräfte sind ebenso vielfältig wie Musik. Wenn wir Musik aus einem Lautsprecher hören, wurde sie in diesem Gerät in eine Magnetkraft umgewandelt, die eine Membran in Schwingung versetzt, so dass sie Schall erzeugt.

Es gibt harmonische und disharmonische Musik, und für Magnetkräfte gilt das gleiche. Die stetigen, gleichmäßigen Magnetkräfte, die kleine Dauermagnete abgeben, schaden dem Körper selbst bei längerem Gebrauch nicht. Sie können nützlich sein. Denken Sie aber daran, dass Sie den Biosüdpol nicht bei Krebs anwenden sollten.

Die Instrumente, die ich für die Magnettherapie verwende, erzeugen pulsierende Magnetkräfte mit einer einzigen Polarität auf jeder Seite des Applikators. Wie bei Dauermagneten muss man überlegen, welche Polarität geeignet ist. Die Geräte geben sechzehn oder weniger Pulse pro Sekunde ab.

Wenn polarisierte Magnetkräfte eine Frequenz von 50 oder 60 Hertz haben, schwächen Sie den Körper, wie der Muskeltest zeigt. Pulsfrequenzen unter 30 Hertz können dagegen kräftigen, wenn die Polarität korrekt ist. Obwohl diese pulsierenden Kräfte für den Körper gut sind, sollte man sie nicht ständig anwenden. *Mehr* und *stärker* heißt nicht *besser*.

Schützen Sie sich vor schädlichen Feldern

Welche Felder gibt es in Ihrer Umgebung?

Es gibt preiswerte Magnetfelddetektoren zu kaufen, um die magnetische Komponente der Strahlung zu Hause und im Büro zu messen. Ein vorzügliches Instrument ist das Trifield-Meter. Damit können Sie den besten Platz für das Bett Ihres Kindes, Ihr Bett, Ihren Lieblingssessel und Ihren Schreitisch finden, und Sie erfahren, wo Sie sich aufhalten müssen, um die Magnetfelder von Elektroherden, Waschmaschinen oder Wäschetrocknern zu meiden.

Sie können auch mit dem elektronischen Muskeltester experimentieren, wenn Sie ein Elektrogerät ein- und ausschalten. Dadurch erfahren Sie, ob Ihr Körper durch die elektromagnetische Strahlung geschwächt wird. Die Menschen reagieren sehr unterschiedlich auf diese Strahlung.

Es ist nicht leicht, sich vor Magnetfeldern abzuschirmen; aber Sie können die Belastung verringern, wenn Sie genügend Abstand halten. Das Magnetfeld wird nämlich mit der Entfernung rasch schwächer. Mit dem Trifield-Meter können Sie sofort feststellen, in welchem Abstand das Feld ungefährlich wird.

Während ich auf meiner Schreibmaschine schreibe, bin ich einem Magnetfeld von 10 bis 30 Milligauß ausgesetzt. Da ich sechs Tage in der Woche bis zu vier Stunden täglich schreibe, empfange ich insgesamt eine ziemlich hohe Dosis. Hinter mir steht ein Quarzheizer. Obwohl das Trifield-Meter unmittelbar am Gerät ein Feld von über 1000 Milligauß misst, bleibt davon in einem Meter Entfernung nur noch ein Milligauß übrig. Darum ist der Heizer wohl ungefährlich. Ein Mikrophon hat an seiner Oberfläche ein Magnetfeld von 10 Milligauß, das aber schon in wenigen Zentimetern Entfernung sehr schwach wird. Ein Kopfhörer erzeugt ein Feld von 10 Milligauß. Mein Kompass zeigt, dass sich darin ein Dauermagnet mit ein paar hundert Gauß befindet, dessen Nordpol dem Ohr zugewandt ist. Bekommen Sie Kopfschmerzen, wenn Sie jeden Tag einige Stunden telefonieren?

Kopiergeräte erzeugen ein Magnetfeld, das in einigen Zentimetern Entfernung in Hüfthöhe mindestens 100 Milligauß stark ist. Meine Heizdecke erzeugt ebenfalls ein Magnetfeld von 100 Milligauß. Natürlich benutze ich sie nicht mehr, aber ich habe gehört, dass neue Heizdecken ein schwächeres Magnetfeld haben.

Bleiben Sie gesund!

Der Elektrosmog ist zwar ein Problem, aber es gibt noch andere, ebenso große Gefahren, zum Beispiel verschmutztes Wasser, unsaubere Luft, Pestizide im Essen und Süchte. Der Schutz vor solchen Risiken kann wichtiger sein, als Ihr Bett ein paar Zentimeter von der Wand wegzuschieben. Sie brauchen nicht in Panik zu geraten und auf Elektrizität ganz zu verzichten; aber Sie sollten so gesund wie möglich bleiben, damit Stressoren aller Art Ihnen möglichst wenig schaden können, einerlei, ob sie materieller, elektromagnetischer oder psychischer Art sind. Es lohnt sich, die Kraft des Geistes in einen Heilprozess einzubeziehen (siehe Kapitel 8).

Prävention mit Magneten

Wenn Stressoren, zum Beispiel störende Magnetfelder, auf den Körper einwirken, können sie Atome und Moleküle verschieben. Wenn Sie den Körper regelmäßig mit nützlichen Magnetkräften behandeln, bleiben Sie wahrscheinlich gesünder. Versuchen Sie es!

Die Zukunft der Magnetheilung

Die Magnettherapie ist eine Wissenschaft im Anfangsstadium. Wenn wir heute schon herausfinden wollen, was uns nützt, brauchen wir gute Instrumente, zum Beispiel solche, wie sie bei der Kernspinresonanztomographie benutzt werden.

So wie das Eisen das Schlüsselelement im Hämoglobin ist, könnte es in jedem Organ Atomkerne von besonderer Bedeutung geben. Wenn wir diese Kerne mit präzisen Radio- und Magnetfrequenzen beeinflussen, können wir möglicherweise erhebliche Veränderungen bewirken. Was den Krebs betrifft, so müssten wir die Atome identifizieren, die das ungehemmte Zellwachstum und damit den Tumor auslösen (vielleicht sind sie Spezialisten bereits bekannt). Dann könnten wir

Magnetkräfte und Radiosignale gezielt einsetzen, um auf diese Atome einzuwirken und den Krebs zu heilen. Vielleicht können wir sogar den Alterungsprozess bremsen und Geburtsfehler noch im embryonalen Stadium verhindern.

Die dafür erforderliche Technik ist bereits vorhanden, das Wissen wahrscheinlich auch. Was wir noch brauchen, ist eine völlig objektive Methode, die optimalen Parameter und Behandlungszeiten zu bestimmen. Derzeit dürfte die Diagnose mit dem Muskeltest das beste Verfahren sein, solange nichts Besseres entwickelt wird. *Ich zweifle nicht daran, dass eines Tages etwas Besseres entwickelt wird, wahrscheinlich innerhalb der nächsten zehn Jahre. Dann ist mit einem Quantensprung in der Gesundheitsfürsorge zu rechnen.*

Literatur

Bücher über Magnetismus

Badgley, Lawrence. 1992. *Energy Medicine*. Human Energy Press, 1020 Foster City Blvd., Suite 205, Foster City, CA 94404, USA

Eine ausführliche Beschreibung verschiedener Heilverfahren einschließlich des Magnetismus. Dr. Badgley entwarf ein Gerät, das pulsierende Magnetfelder im Rhythmus des Herzschlags erzeugt.

Bhattacharya, A. K., und R. U. Sierra. 1976. *Power in a Magnet to Heal*. Westbengalen, Indien

Ein älteres Buch, das wegen seines begeisterten Stils interessant ist.

Broeringmeyer, Richard und Mary. 1990. *Energy Training Manual*. Health Enterprises, Inc., P. O. Box 628, Murray, KY 42701, USA

Die Autoren beschreiben die Funktion jedes Organs und jeder Drüse, nennen die Symptome bei Über- und Unterfunktion und erläutern die Magnettherapie.

Davis, Albert R., und Rawls, Walter C. 1975. *Magnetism and its Effect on the Living System*. Smithtown, NY, Exposition Press

Ebenfalls ein älteres Buch mit interessanten historischen Informationen.

Hannemann, Holger. 1990. *Magnet Therapy*. Sterling, NY.

Nennt Akupunkturpunkte, an denen man winzige Magnete anbringt, um Beschwerden zu lindern.

Jerabek, Jiri, und Pawluck, William. 1998. *Magnetic Therapy: The Eastern European Research*. Dr. William Pawluck, 3530 No. Lakeshore Drive, No. 8A, Chicago, IL 60657-1894

Eine Zusammenfassung von 343 Studien über Magnettherapie. Bei etwa 140 Studien wurden Dauermagnete benutzt, beim Rest pulsierende Magnetkräfte. Rund 40 waren Studien mit Kontrollgruppen.

In Europa ist die Magnettherapie schon länger bekannt als in den USA.

Lawrence, R., und Rosch, P. *Magnetic Therapy*. Prima Publishing Rockland, CA 1998

Der Autor ist Gründer der Nordamerikanischen Akademie für Magnettherapie.

Leichtman, Robert. *The Hidden Side of Science*. Columbus, OH, Ariel Press. 800-336-7769

Dieses Buch enthält auch die *Büchlein Einstein Returns* und *Tesla Returns*. Es ist spannend und gut zu lesen und enthält aufschlussreiche Informationen, die Dr. Leichtman und andere medial empfangen haben. Ich habe diesen seriösen Physiker getroffen und bin von seiner Arbeit beeindruckt.

Little, F. T., et al. 1987. *Pulsed Electro-Magnetic Field (PEMF) Therapy*. Hutton Publishing, 26 Finch Road, Ramsey, Isle of Man, Großbritannien

Ein technisches Buch mit vielen Details über empfehlenswerte Frequenzen, die korrekt sein mögen, aber nicht klar begründet werden.

Payne, Buryl. 1992. *The Body Magnetic*. Veränderte Auflage. Soquel, CA, PsychoPhysics Press. Bestelladresse: 4264 Topsail Ct., Soquel, CA 95073, USA.

Das Buch beschreibt die Entdeckung einer fünften Kraft, die leicht zu messen ist und mit dem Magnetismus zusammenhängt. Es informiert außerdem über die Wirkungen des Magnetismus auf das Massenverhalten des Menschen und den Einfluss der Sonnenflecken und Planetenpositionen.

Payne, Buryl. 1993. *Love and Sex Without Conflict*. Heart Books. Auch bei PsychoPhysics Press erhältlich.

In einer Partnerschaft gibt es Hochs und Tiefs, die geomagnetischen Einflüssen unterliegen. Enthält zwanzig Strategien gegen Tiefs.

Santwand, M. T. 1986. *The Art of Magnetic Healing*. New Delhi, Indien, Jain Publishers

Wall, A. *Magnetic Field Therapy*. 1993. Inner Search Foundation, P. O. Box 10382, McLean, VA 22102

Nennt Punkte, an denen man Magnete anbringt, um Beschwerden zu lindern. Enthält klare Illustrationen und ist leicht zu lesen.

Washnis, G., und R. Hricak. 1993. *Discovery of Magnetic Health.* Rockville, MD, Nova Publishing Co.

Enthält viele gute anekdotische Berichte sowie Zusammenfassungen von Studien zum Wert der Magnettherapie

Weber, M. 1992. *Therapy with Pulsating Magnetic Fields.* Biophysics & Medicine Report, Lehnenweingarten 2, 8598 Uttwil, Schweiz

In diesem Büchlein geht es vor allem um pulsierende Magnetfelder, erzeugt von Geräten, die Elec-Biology verkauft. Über 100 Literaturbelege. Eines der genannten Werke (Warnke 1983) fasst 261 andere zusammen.

Glossar

Anmerkung: ***Kursiv* gedruckte Worte haben einen eigenen Eintrag.**

Alnico. Eine Legierung aus Aluminium, Eisen und Nickel, aus der man starke Dauermagnete herstellt.

Biokinesiologie. Ein Diagnoseverfahren, das die Muskelkraft unter verschiedenen Bedingungen misst, um die Gesundheit bestimmter Körperteile und bei Bedarf wirksame Heilmittel festzustellen. Auch Muskeltest genannt.

Bionordpol (–). Der Pol eines Magneten, der beruhigt, Entzündungen hemmt und das Wachstum verlangsamt. Markieren Sie diesen Pol weiß, blau oder grün. Er zieht die nach Norden zeigende Spitze ei ner Kompassnadel an. Physiker nennen diesen Pol *Südpol.*

Biosüdpol (+). Der Pol eines Magneten, der anregt und Heilung, Wachstum und Aktivität fördert. Markieren Sie diesen Pol rot. Er zieht die nach Süden zeigende Spitze einer Kompassnadel an. Physiker nennen diesen Pol *Nordpol.*

Diamagnetisch. Manche Substanzen richten sich nicht nach Magnetkräften aus, sondern wenden sich von beiden Magnetpolen ab. Sauerstoff ist eine der stärksten diamagnetischen Substanzen. Der Effekt ist jedoch gering. Siehe Zeichnung unten.

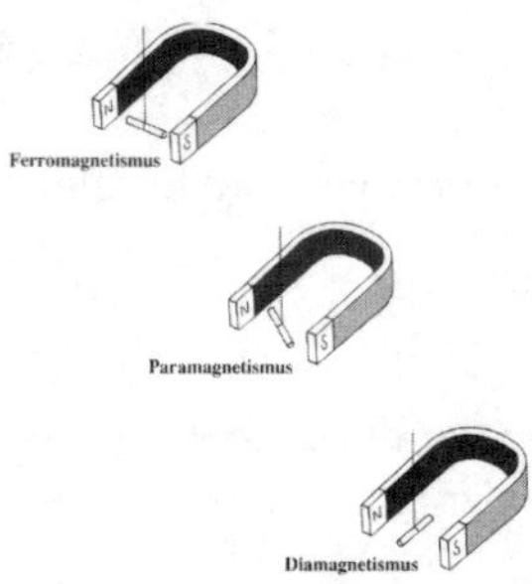

Ferromagnetismus, Paramagnetismus und Diamagnetismus

Diathermie. Eine Therapie, bei der hochfrequente elektromagnetische Wellen Wärme im Körper erzeugen.

Elektromagnet. Ein Magnet aus einem weichen Eisenkern, um den ein stromführender, isolierter Draht gewickelt ist. Der Strom magnetisiert den Kern.

$F = 1/r^2$. Diese Formel beschreibt die abnehmende Stärke vieler natürlicher Phänomene – z. B. des Lichts, der Schwerkraft, der Stromstärke und der magnetischen Kraft – mit zunehmendem Abstand von der Quelle. Dabei ist F die Kraft und r die Entfernung. Verdoppelt man die Entfernung, sinkt die Kraft auf ein Viertel ihres ursprünglichen Wertes.

Diese scheinbar mysteriöse Formel folgt einfach aus der Tatsache, dass alles, was sich von seinem Ursprung her in alle Richtungen ausbreitet, einen immer größeren Raum füllen muss und daher an jedem beliebigen Punkt immer schwächer wird. Für den Magnetismus gilt dieses Gesetz jedoch nur annähernd, weil es voraussetzt, dass es einen magnetischen Monopol gibt. Es gilt nicht für eine große Fläche, wenn man dieser Fläche nahe ist.

Ferromagnetisch. Ferromagnetisches Material (z. B. Eisen, Kobalt, Nickel) lässt sich in einem Magnetfeld leicht magnetisieren. Es ist eine besondere Art von paramagnetischem Material.

Gamma. Ein Hunderttausendstel Gauß. Diesen Begriff verwenden Geophysiker, wenn sie über Veränderungen des irdischen Magnetfeldes reden. Magnetstürme sind 40 bis 50 Gamma stark. Das menschliche Herz erzeugt ein Magnetfeld, das schwächer ist als ein Gamma. Die Muskeln bringen es auf ein Zehntel Gamma, die Gehirnneuronen auf ein Hunderttausendstel Gamma.

Gauß. Der am häufigsten benutzte Ausdruck für die Magnetstärke. Das Magnetfeld der Erde ist etwa ein halbes Gauß stark. Spielzeugmagnete erzeugen ein Feld von 100 bis 200 Gauß.

Magnetenergie. Magnetkräfte können zwar Richtungsänderungen bewirken, aber nicht „arbeiten" – sie wären schnell erschöpft.

Magnetfeld. So nennen wir die Umgebung eines Magneten oder elektrischen Stromes, in der eine Magnetkraft feststellbar ist.

Magnetische Resonanz. Elektromagnetische Wellen mit einer bestimmten Frequenz können Atomkerne ein wenig drehen. Das ist die Grundlage der Kernspinresonanztomographie und vielleicht auch der Grund dafür, dass Elektrosmog sowie planetare und solare Einflusse auf lebende Organismen möglich sind.

Magnetische Suszeptibilität. Das Gegenteil des magnetischen Widerstandes. Je empfänglicher ein Material für eine magnetische Spinkraft ist, desto größer ist die Zahl der Elektronen, die ihren Spin in einem Magnetfeld ändern. Eisen ist bei weitem das empfänglichste Element, aber es gibt Legierungen, die noch besser sind. Eine dieser Legierungen heißt Mu-Metall; sie wird als Abschirmung benutzt. Empfängliche Substanzen bleiben jedoch nicht lange magnetisch, denn die Elektronen kehren rasch zu ihrer zufallsbedingten Anordnung zurück.

Magnetischer Widerstand. Die Unfähigkeit einer Substanz, magnetisch zu werden. Luft hat einen großen Widerstand; sie wird nicht magnetisch, einerlei, wie groß die Magnetkraft ist, der man sie aussetzt.

Magnetisches Moment. Das Produkt aus der Polstärke und dem Abstand der Pole eines Magneten. Ein langer, dünner Magnet mit der gleichen Kraft in Gauß an den Polen hat ein größeres magnetisches Moment als ein kurzer, dicker Magnet. Darum sind Kompassnadeln lang und dünn.

Magnetit. Ein natürlicher Magneteisenstein, auch Magneteisenerz genannt. Magnetit ist ein Eisenoxid, das entsteht, wenn vulkanische Lava abkühlt.

Magnetkraft. Die verdrehende, abstoßende oder anziehende Kraft, die auf ein magnetisches oder elektrisch geladenes Teilchen ausgeübt wird. Diese Kraft spüren Sie, wenn Sie zwei Magnete aneinander halten und sie sich anziehen oder abstoßen. Die Magnetkraft wird in Gauß gemessen. Sie nimmt mit zunehmender Entfernung vom magnetischen Objekt rasch ab.

Magnetstrom. Magnetismus „fließt“ nicht! Ein Magnet übt eine Kraft im Raum aus, ganz ähnlich wie die Schwerkraft.

Magnettherapie. Der Gebrauch von Magneten zu Heilzwecken.

Metrisches System. Ein System von Maßeinheiten, das für die wissenschaftliche Arbeit entwickelt wurde. Die Vorsilben geben die Größenordnung an, die Basiseinheiten zeigen, was gemessen wird. 1200 Gauß sind demnach 1,2 Kilogauß, und 25/1000 Gaus sind 25 Milligauß.

Vorsilben des metrischen Systems

Zahl der Einheiten	Vorsilbe	Symbol
1 000 000	mega	M
1000	kilo	K
1		
1/10	dezi	d
1/100	zenti	c
1/1000	milli	m
1/1 000 000	mikro	m
1/1 000 000 000	nano	n
1/1 000 000 000 000	pico	p
1/1 000 000 000 000 000	femto	f

Milligauß. Ein Tausendstel Gauß.

Multipolmagnet. Ein Magnet, der aus zwei oder mehr Magneten besteht, wobei beide Pole sich auf der gleichen Seite befinden. Bei einem verbreiteten Typ sind zwei Magnete oder viele Magnetstreifen nebeneinander angeordnet, wobei die Pole sich abwechseln. Multipolmagnete werden oft verwendet, um Metallschränke oder Kühlschränke zu verschließen. Sie bestehen aus Streifen, auf denen sich Nord- und Südpol (je etwa 0,3 mm breit) abwechseln. Für Heilzwecke sind sie wenig geeignet.

Muskeltest. Eine diagnostische Methode, bei der man die Kraft eines Muskels unter verschiedenen Bedingungen nutzt, um die Gesundheit einzelner Körperteile und die Wirksamkeit von Heilmitteln zu bestimmen. Auch Biokinesiologie genannt.

Natürlicher Magnet. Ein Klumpen Eisenerz (*Magnetit*), entstanden aus erkalteter Lava.

Neodym-Magnet. Ein Magnet aus Neodym, Eisen und Bor. Die stärkste magnetische Substanz, die wir kennen.

Nordpol. Albert Davis entdeckte, dass die beiden Magnetpole unterschiedliche biologische Wirkungen haben. Er nannte den Pol, der das Ende einer nach Norden zeigenden Kompassnadel anzieht, Nordpol. Leider hatten Physiker diesen Pol bereits Südpol genannt. Ich folge Davis, verwende aber den Ausdruck „Bionorden“, um Missverständnisse zu vermeiden.

Oersted. Die Einheit der Feldstärke, mit der man die Magnetkraft misst, die auf eine Substanz ausgeübt wird. Dabei wird die Substanz in Spulen gelegt, die Strom führen.

Paramagnetisch. Die meisten Elemente und Verbindungen sind paramagnetisch, d. h. sie werden von einem starken Magneten ein wenig angezogen. Das geschieht, weil einige Atome freie Elektronen haben, deren Spin sich nach der äußeren Kraft ausrichtet. Stark paramagnetische Metalle nennt man ferromagnetisch.

Permanentmagnet oder Dauermagnet. Ein Magnet, der magnetisiert bleibt, ohne dass man ihm ständig Strom zuführen muss. Einige Elektronen der Eisenatome behalten den gleichen Spin bei.

Pulsierende Magnetkräfte. Magnetkräfte, die rhythmisch variieren, d. h., sie werden stärker und schwächer, wechseln die Polarität oder schalten sich ein und aus. Sie werden von speziellen Geräten erzeugt, und die Pulsfrequenz kann ein Hertz bis Millionen Hertz betragen.

Säure-Basen-Gleichgewicht. Wird als pH-Wert gemessen. Ein pH-Wert von 7 ist neutral, ein Wert über 7 ist alkalisch. Blut hat einen pH-Wert von etwa 7,2.

Südpol. Albert Davis entdeckte, dass die beiden Magnetpole unterschiedliche biologische Wirkungen haben. Er nannte den Pol, der das Ende einer nach Süden zeigenden Kompassnadel anzieht, Südpol. Leider hatten Physiker diesen Pol bereits Nordpol genannt. Ich folge Davis, verwende aber den Ausdruck „Biosüden", um Missverständnisse zu vermeiden.

Tesla. Eine metrische Maßeinheit der Magnetstärke. 1 Tesla entspricht 10.000 Gauß.

Umwandler. Ein Gerät oder eine Substanz zur Umwandlung einer Energie in eine andere. Ein Radiolautsprecher wandelt z. B. elektromagnetische Wellen in Schallwellen um.

Wechselstrom. Ein elektrischer Strom, der regelmäßig die Richtung ändert, z. B. der Haushaltsstrom.

Adressen und Bezugsquellen

Der Leserservice des Windpferd-Verlages hält eine aktualisierte Liste mit hilfreichen Informationen rund um die Magnetheilung, **Bezugsadressen für Magnete** und weitere Kontaktadressen, wie die vom Autoren im Buch genannten, für Sie bereit.

Kontaktadressen:

- des Autoren, Dr. Buryl Pane
- Psycho Physics Lab, USA

Bezugsadressen von:

- Biomagnet-Sets
- Biomagnet-Hausapotheken-Sets
- Einzelnen Magneten
- Magnet-Armbänder und -Ketten
- Magnetmatratzen und andere Magnetprodukte

Diese Liste finden Sie unter folgender Internet-Adresse:
www.windpferd.com, und zwar unter dem Menüpunkt Service-Adressen, unter dem Sie den Titel dieses Buches „Die Biomagnet-Hausapotheke" wählen.
Sie können diese Liste auch auf dem Postweg erhalten. Senden Sie hierzu bitte einen adressierten und ausreichend frankierten Rückumschlag an: Windpferd Verlag, Leserservice, Stichwort: „Die Biomagnet-Hausapotheke", Postfach, D–87648 Aitrang.
Bitte rufen Sie nicht an, der Leserservice ist nur postalisch bzw. bei Rückfragen auch per Email (service@windpferd.com) zu erreichen.

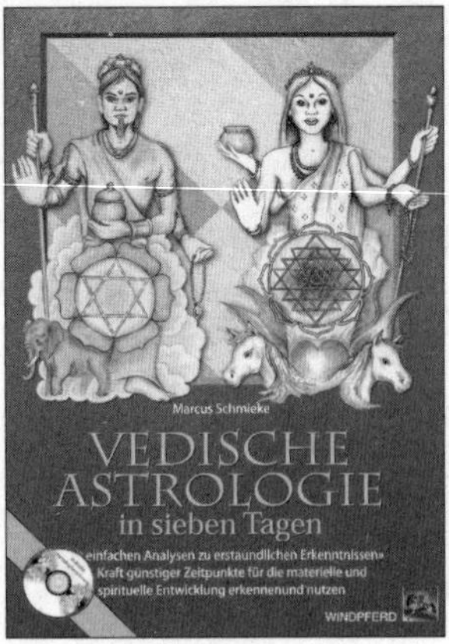

Marcus Schmieke

Vedische Astrologie in sieben Tagen

«Mit einfachen Analysen zu erstaunlichen Erkenntnissen» · Die Kraft günstiger Zeitpunkte für die materielle und spirituelle Entwicklung erkennen und nutzen

Ein komplettes Lehrbuch mit Astrologie-Programm auf CD-ROM. Mit Hilfe des Vedischen Horoskops ist es möglich, im Buch der Zeit zu lesen, um dann die jeweils bestmögliche Entscheidung zu treffen. Planeten gelten dabei als Gottheiten, Botschafter kosmischer Qualitäten, mit beschützenden, aber auch herausfordernden Eigenschaften.
Dieses Buch bietet erstmals eine sehr einfache und kompakte Darstellung der Vedischen Astrologie, die mit einem Bruchteil des üblichen Aufwandes zu umfassenden Ergebnissen führt.
Die Sonderedition mit CD-ROM enthält eine Software für PC's, mit der Vedische Horoskope ohne besondere astrologische Vorkenntnisse sofort berechnet werden können.

ca. 320 Seiten · ISBN 3-89385-385-5
www.windpferd.com

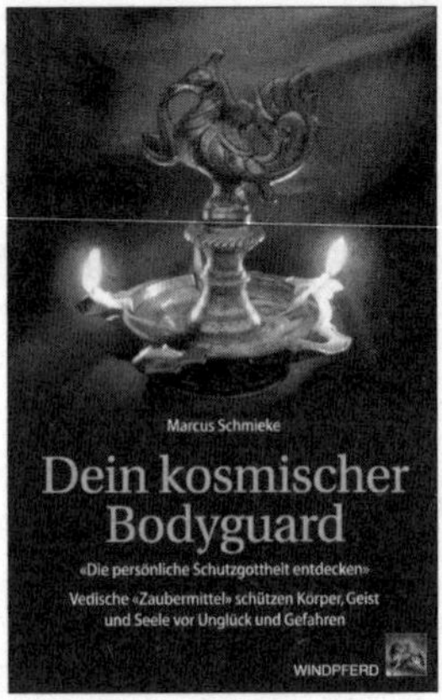

Marcus Schmieke

Dein kosmischer Bodyguard

Vedische „Zaubermittel" schützen Körper, Geist und Seele vor Unglück und Gefahren

Die Wiederentdeckung dieser alten vedischen Lehre, die auf der Wirkung der Planeten beruht, enthält die Heilmittel für karmische Herausforderungen, die sich im Zeitpunkt der Geburt eines jeden Menschen spiegeln. Die entsprechenden „Zaubermittel", die vor Unglück und Gefahren schützen, sind die Kräfte der Edelsteine, Farben, Kavacas, Mantras und Yantras sowie tätiges Mitgefühl. Diese „Heilmittel" werden entsprechend des persönlichen Bodyguards ausgewählt und nach ganz bestimmten Regeln angewendet. Mit Hilfe dieser Methode ist es möglich, die negativen Kräfte karmischer Gegebenheiten zu transformieren, um in jedem Fall ein höchstmöglich erfolgreiches und glückliches Leben zu führen.

216 Seiten · ISBN 3-89385-378-2
www.windpferd.com

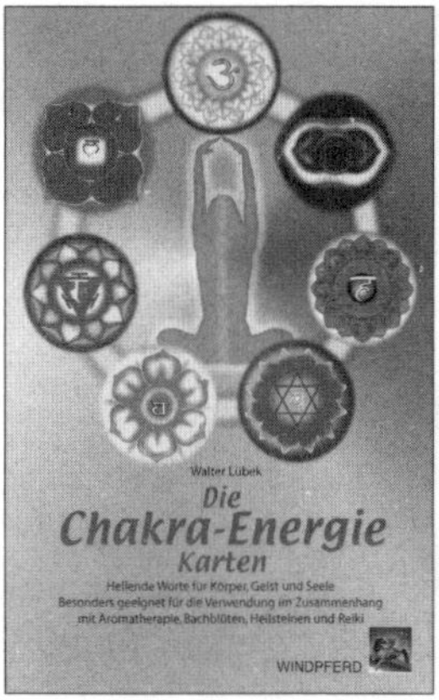

Walter Lübeck

Die Chakra-Energie Karten

Heilende Worte für Körper, Geist und Seele · Besonders geeignet für die Verwendung im Zusammenhang mit Aromatherapie, Bachblüten, Heilsteinen und Reiki

Die Chakra-Energie-Karten sind heilende Worte für Körper, Geist und Seele. Das Set enthält 156 Karten mit Affirmationen und Siegeln sowie ein Anleitungsbuch. Zu jeder Affirmation ist mindestens ein Hinweis auf einen besonderen Heilstein, eine passende Duftessenz und eine Bachblüte gegeben. Die Verwendung der farbenvollen Karten im Zusammenhang mit Aroma- und Bachblütentherapie, Edelstein-Anwendungen und Reiki ist ausführlich beschrieben. Die Karten unterstützen jede Form von spiritueller Heilungsarbeit.

Buch und Karten im Set
192 Seiten + 156 Energiekarten
in Buchbox · ISBN 3-89385-374-X ·
www.windpferd.com

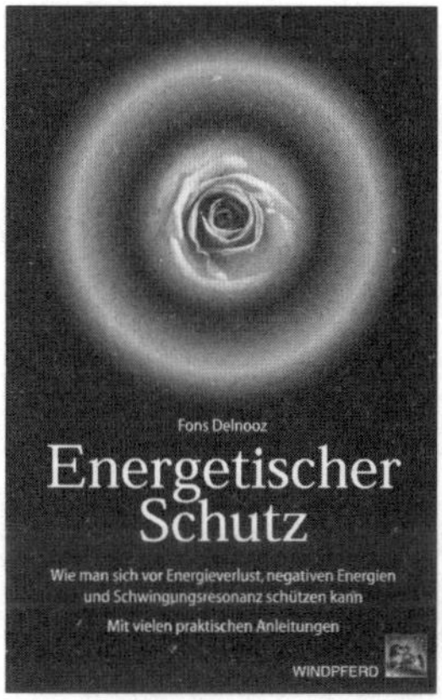

Fons Delnooz

Energetischer Schutz

Wie man sich vor Energieverlust, verunreinigten Energien und unerwünschter Schwingungsresonanz schützen kann

Mit vielen praktischen Anleitungen
Dieses Buch ist ein Muß für Therapeuten und Patienten, die mit Energien und Körperenergien arbeiten, aber auch ein Buch für empfindsame Seelen, die beruflich oder privat viel mit Menschen zu tun haben. Energieverlust sowie die Aufnahme verunreinigter Energien und Schwingungsresonanzen können dazu führen, daß man immer häufiger nach der Arbeit extrem müde und reizbar nach Hause kommt, kaum noch Energie für Familie und Freunde oder andere Aktivitäten aufbringen kann. Mit diesem Buch wird man lernen, Schritt für Schritt diesem Energieverlust vorzubeugen, auch im zwischenmenschlichen Energieaustausch, selbst über große Entfernungen hinweg.

144 Seiten · ISBN 3-89385-380-4
www.windpferd.com

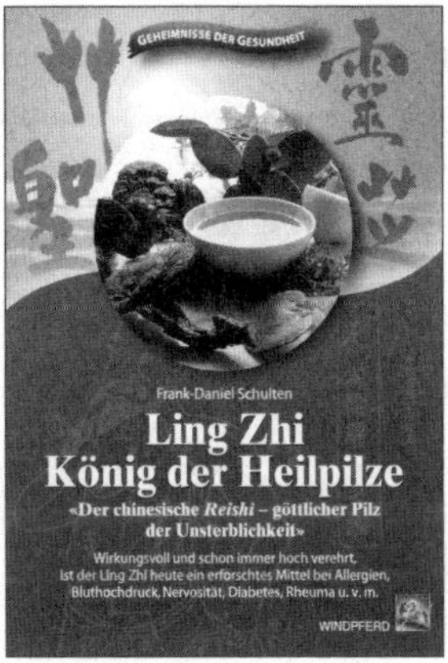

Frank-Daniel Schulten

Ling Zhi – König der Heilpilze

Der chinesische Reishi – göttlicher Pilz der Unsterblichkeit · Wirkungsvoll und schon immer hoch verehrt, ist der Ling Zhi heute ein erforschtes Mittel bei Allergien, Bluthochdruck, Nervosität, Diabetes, Rheuma ...

Ling Zhi hat zwei Hauptwirkungen, er kann den Alterungsprozeß verlangsamen und gegen viele Krankheiten vorbeugend wirken: Allergien, Bluthochdruck, Diabetes, Nervosität, Rheuma u. v. m. Auch eine tumorhemmende Wirkung wird bestätigt. Neben Ginseng wird Ling Zhi in China als das Heilmittel Nr. 1 genannt. Wirkungsvoll und hoch verehrt, wurde er bereits bei den alten Taoisten Chinas als Amulett getragen und für den Tag aufbewahrt, da er Leben retten sollte. Diese seltene Teedroge gilt als Geheimtip für „alle Fälle". Das Buch ist aufwendig layoutet und liebevoll illustriert.

88 Seiten, ISBN 3-89385-296-4
www.windpferd.com

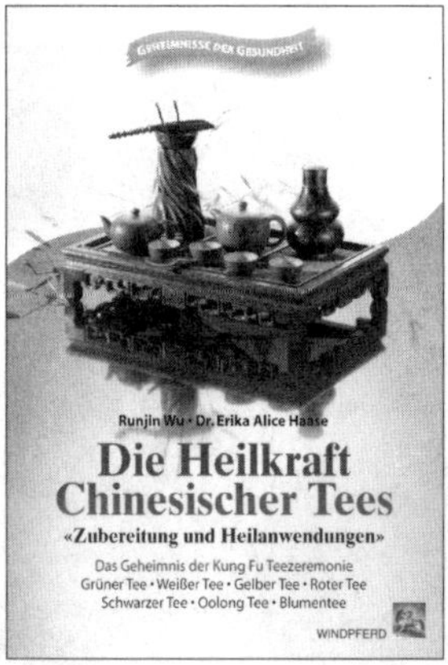

Runjin Wu, Dr. Erika Alice Haase

Die Heilkraft Chinesischer Tees

Zubereitung und Heilanwendungen · Grüner Tee, Weißer Tee, Gelber Tee, Roter Tee, Schwarzer Tee, Oolong Tee, Blumentee

Gesund und fit, ruhig und gelassen, vital und ausdauernd – so sollten wir den Anforderungen des Alltags begegnen. Machen Sie sich die Weisheiten der traditionellen chinesischen Medizin zunutze und vertrauen Sie dem Jahrtausende alten und hundertfach bewährten Geschenk der Natur: Tee. Das Buch hilft Ihnen, die Signale Ihres Körpers im Sinne einer ganzheitlichen Therapie besser deuten und den entsprechenden Tee richtig und wirkungsvoll einsetzen zu können. Darüber hinaus unterhält es Sie mit wunderschönen Legenden einer für uns fremden Welt, weiht Sie in fernöstliche Traditionen ein und unterweist Sie im richtigen Umgang mit Tee. Kraft, Ruhe und Gelassenheit und eine stabile Gesundheit werden Sie künftig in Ihrem Alltag begleiten.

112 Seiten, 3-89385-307-3
www.windpferd.com